早产儿母乳喂养那些事

黄 蓉 江 会 主编

上海大学出版社
·上海·

图书在版编目（CIP）数据

早产儿母乳喂养那些事 / 黄蓉，江会主编. -- 上海：上海大学出版社，2024.8. -- ISBN 978-7-5671-5046-1

Ⅰ. R174

中国国家版本馆CIP数据核字第2024N7R266号

责任编辑　刘　强
装帧设计　柯国富
技术编辑　金　鑫　钱宇坤

早产儿母乳喂养那些事
黄　蓉　江　会　主编
上海大学出版社出版发行
（上海市上大路99号　邮政编码　200444）
（https://www.shupress.cn　发行热线　021-66135112）
出版人　戴骏豪

*

上海华业装璜印刷厂有限公司印刷　各地新华书店经销
开本　787mm×1092mm 1/32　印张 5.25　字数 84千字
2024年8月第1版　2024年8月第1次印刷
印数：1～5200册
ISBN 978-7-5671-5046-1/R•79　定价：38.00元

版权所有　侵权必究
如发现本书有印装质量问题请与印刷厂质量科联系
联系电话：021-56475919

本书编委会

主 编
黄　蓉　上海市第一妇婴保健院
江　会　上海市第一妇婴保健院

副主编
刘金凤　上海市第一妇婴保健院
单珊珊　上海市第一妇婴保健院
吴　娜　上海市第一妇婴保健院
江　欣　上海市第一妇婴保健院
王奕静　上海市第一妇婴保健院

编 委
张文妍　上海市第一妇婴保健院
王佳洁　上海市第一妇婴保健院
孙珍珍　上海市第一妇婴保健院
殷　莹　上海市第一妇婴保健院

姚莉莉	上海市第一妇婴保健院
曹毅雯	上海市第一妇婴保健院
顾晓英	上海市第一妇婴保健院
姚　晓	上海市第一妇婴保健院
万　悦	上海市第一妇婴保健院
王　晔	上海市第一妇婴保健院
蔡晨婷	上海市第一妇婴保健院
张丽君	上海市第一妇婴保健院
徐怡婷	上海市第一妇婴保健院
张荣丽	上海市第一妇婴保健院
周　易	上海市第一妇婴保健院
侯燕文	上海市第一妇婴保健院
杨丽娜	上海市第六人民医院
贾旭艳	上海市松江区妇幼保健院
丁丽静	同济大学医学院
宋鉴祺	同济大学医学院

序 言

全球每年约有 1340 万名早产儿出生,早产率约 9.9%。由于早产儿各脏器组织发育不成熟,易合并各种早产儿疾病,且能量摄入及营养供应不足,因此会给其出生后近期和远期健康带来负面影响。母乳喂养是早产儿健康与生存的重要保障。早产儿妈妈的母乳不仅营养价值和生物学功能更适合早产儿的需求,更是早产儿的"救命良药"。

世界卫生组织建议宝宝出生后 6 个月内进行纯母乳喂养,并坚持哺乳至宝宝 2 岁甚至更久。然而,由于早产儿出生后可能面临母婴分离、吸吮-吞咽-呼吸功能尚未成熟建立等问题,其母乳喂养之旅与足月儿不尽相同。目前较多母乳喂养科普关注人群为足月儿,鲜有将目光聚焦到早产儿这一脆弱群体。

本书的撰写源自国家自然科学基金(青年)项目"基于计划行为理论的早产产妇母乳喂养模型构建及家庭参与护理干预策略研究"(批准号 72004163)、国家卫生健康委员会人才交流服务中心中国卫生人才培养项目"早产儿家庭参与护理模式的构建及对产后0—6个月母乳喂养行为变化轨迹的影响"（编号RCLX2320052）、中华医学会杂志社护理学科研究课题"早产产妇产后0—6个月母乳喂养行为发展轨迹及其预测因素的纵向分析"（编号CMAPH-NRI2022011）。上述项目围绕早产儿及其家庭在母乳喂养实施过程中遇到的各种问题展开研究，所形成的系统、全面、多维度的研究成果汇集而成本书。

本书所有编者均为具有丰富且扎实的母乳喂养理论与实践经验的临床专业人员或科研人员。在内容上，聚焦早产儿及其家庭践行母乳喂养过程中突出且备受关注的问题，同时强调母乳喂养不应仅依靠早产儿妈妈一己之力，更需获得社会各界关爱与重视；在表达上，通过通俗易懂的语言结合妙趣横生的图片让早产儿家庭更易理解科普知识的要点。此外，我们还制作了6集早产儿早期母乳喂养家长重点需要掌握的知识与技能的科普动画视频，以便反复观摩与学习，轻松掌握母乳喂养技能。我们希望通过本书呼吁社会各界关爱并支持早产儿家庭践行母乳喂养，为他们提供科学喂养知识，纠正陈旧育儿理念，助力早产儿健康快乐成长。

编 者

2024年4月

目 录

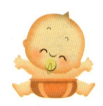

第一章　早产与母乳
——早产儿妈妈为什么更需要坚持母乳喂养？ / 1

第一节　什么时候出生是早产儿？ / 3

第二节　早产儿在生理上有什么特点？ / 4

第三节　早产儿的矫正月龄是什么？ / 8

第四节　你了解早产儿追赶性生长吗？ / 10

第五节　早产儿妈妈的母乳有更高的营养价值 / 14

第六节　母乳喂养对早产儿妈妈有哪些好处？ / 16

第七节　为什么早产儿妈妈泌乳启动较晚？ / 18

第二章 产后母乳喂养
——早产儿妈妈产后早期如何成功进行母乳喂养？ / 21

第一节　乳汁是怎么来的？ / 23

第二节　初乳有多么珍贵？ / 25

第三节　为什么要早吸乳勤吸乳？ / 26

第四节　吸乳的方式有哪些？ / 28

第五节　正确的哺乳姿势应该是怎么样的？ / 31

第六节　如何做好手挤乳？ / 34

第七节　如何选择适合自己的吸乳器？ / 43

第八节　产后早期少量的乳汁还可以这样用 / 46

第九节　泌乳日记是个好帮手 / 52

第三章 母乳收集
——如何正确收集、储存和转运母乳？ / 55

第一节　如何做好收集母乳前的准备？ / 57

第二节　如何正确收集母乳？ / 58

第三节　如何选择合适的储奶容器？ / 60

第四节　储存母乳选择冷藏还是冷冻？ / 63

第五节　早产儿妈妈母乳的最佳存放时间 / 67

第六节　母婴分离期间如何给宝宝送奶？ / 70

第四章　母乳使用
——如何正确使用储存的母乳？ / 73

第一节　如何正确解冻储存在冰箱里的母乳？ / 75

第二节　如何正确加热母乳？ / 76

第三节　母乳强化剂是什么？ / 78

第四节　什么情况下需要添加母乳强化剂？ / 79

第五节　母乳强化剂怎么添加？ / 81

第五章　家庭参与
——为什么要做好早产儿的家庭参与照护？ / 83

第一节　什么是家庭参与照护？ / 85

第二节　为什么早产儿更需要家庭参与照护？ / 86

第三节　母乳喂养的重担不该妈妈一人担 / 90

第四节　爸爸的角色原来这么重要 / 92

第五节　每一个妈妈都可以是母乳喂养的促进者 / 93

第六章　亲喂磨合
——如何顺利过渡到亲喂的最佳状态？ / 95

第一节　为什么要从袋鼠式护理开始？ / 97

第二节　适合早产儿的哺乳姿势有哪些？ / 101

第三节 如何帮助早产儿正确地含接乳房？/ 104

第四节 什么情况下推荐使用乳盾？/ 107

第五节 早产儿吸吮力弱，我们该如何提供帮助？/ 111

第六节 早产儿母乳喂养需要更多耐心 / 115

第七节 如何判断宝宝吃饱了？/ 117

第七章 "喂"爱坚持
——这些情况下应该如何进行母乳喂养？/ 121

第一节 早产儿手术后应该如何喂养？/ 123

第二节 产后哺乳期妈妈用药影响母乳喂养吗？/ 126

第三节 双胎早产儿如何更好地进行母乳喂养？/ 130

第四节 泌乳不足时如何有效追奶？/ 134

第八章 社会支持
——支持母乳喂养的妈妈，我们能做的还有很多 / 141

第一节 同伴支持

——让新手妈妈找到母乳喂养组织 / 143

第二节 医护人员

——母乳喂养妈妈坚强的后盾 / 144

第三节 社区
　　——支持母乳喂养的关键场所 / 146

第四节 职场
　　——能给予母乳喂养妈妈更多的支持 / 150

附　录　早产儿母乳喂养系列科普视频 / 153

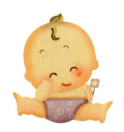

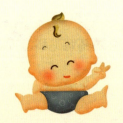

第一章

早产与母乳

——早产儿妈妈为什么更需要坚持母乳喂养?

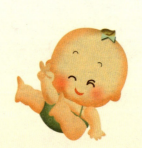

第一章 早产与母乳——早产儿妈妈为什么更需要坚持母乳喂养？

第一节 什么时候出生是早产儿？

爸爸妈妈们，你们知道自己的宝宝是足月儿还是早产儿吗？通常我们定义在妈妈怀孕满 37 周前出生的新生儿为早产儿。早产儿根据出生时胎龄、出生时体重及出生时胎龄与体重的关系有不同分类。

1. 根据出生时胎龄分类

晚期早产儿（胎龄 34—36^{+6} 周）、中期早产儿（胎龄 32—33^{+6} 周）、早期早产儿（胎龄 28—31^{+6} 周）、极早期早产儿（胎龄 < 28 周）。

2. 根据出生时体重分类

低出生体重儿（出生体重 < 2500g）、极低出生体重儿（出生体重 < 1500g）、超低出生体重儿（出生体重 < 1000g）。

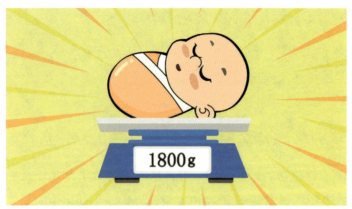

3. 根据出生时胎龄与体重的关系分类

适于胎龄儿（出生体重在同胎龄平均体重的第10—90百分位之间）、小于胎龄儿（出生体重低于同胎龄平均体重的第10百分位）、大于胎龄儿（出生体重大于同胎龄平均体重的第90百分位）。

第二节 早产儿在生理上有什么特点？

早产儿各系统器官发育尚不成熟，尤其神经系统发育不完善，在与外界互动过程中，通常反应较低、回应较差，提供给我们的暗示行为往往不够明显。对于宝宝

第一章　早产与母乳——早产儿妈妈为什么更需要坚持母乳喂养？

的主要照顾者而言，需了解宝宝的行为认知状态，这对母乳喂养的顺利进行非常重要。了解早产儿的行为，我们需要清楚其在生命体征、消化系统、睡眠－觉醒状态及肢体行为状态方面的表现。让我们一起来探秘早产儿的世界吧。

1. 生命体征

（1）呼吸：正常新生儿呼吸频率约40—60次/分，新生儿安静时为腹式呼吸，呼吸通常并不费力，而早产儿肺发育不成熟，呼吸较浅表且不规则。

（2）心率：早产儿安静时心率较足月儿快，平均120—160次/分。

（3）体温：早产儿体温调节功能较差，体温易随环境温度变化而变化，因此要加强体温的监测，使早产儿的体温维持在36.5℃—37.5℃。

（4）氧饱和度：早产儿在用氧情况下氧饱和度维持在90%—95%之间即可，过高的氧和会引发相关并发症。

2. 消化系统

早产儿易发生喂养不耐受，这与早产儿消化系统功能不完善密切相关。胎儿在孕32周开始才出现协调的胃肠道蠕动,因此早产儿更易发生胃食道反流,表现为喂养后吐奶、腹胀及便秘等。早产儿胃液中的消化酶活性较低,他们对于食物的消化吸收能力不足,而母乳中存在的活性物质可弥补这一不足。

3. 睡眠 – 觉醒状态

正常新生儿包含6种意识状态,即深睡眠、浅睡眠(动眼睡眠)、瞌睡期、安静清醒、活动清醒和啼哭状态。早产儿的睡眠 – 清醒状态没有规律,睡眠的状态较多,清醒时间较短,这对母乳喂养存在一定影响。通常36周后的早产儿各状态之间的界定较清晰,更有利于母乳喂养的开展。

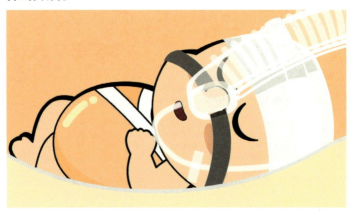

4. 肢体行为状态

早产儿出生后肌张力较低下，表现为活动时缺乏耐力，维持某种姿势较困难。婴儿完成有效的经口喂养有一套成熟的吸吮－吞咽－呼吸（sucking-swallowing-breathing, SSB）模式，在母乳喂养的整个过程中足月儿能够有节律地完成整个吸吮模式，对于早产儿来说，有效含接需要训练较长的时间，而且因为口腔吸力不足，因而吸出需要量的乳汁耗费更多能量，使得有些早产儿因为过于疲倦而影响母乳喂养。

早产儿比较脆弱，其生长发育离不开精细化的管理。每个宝宝有自身的生长发育规律，我们要尊重、理解早产儿的个性，通过观察、理解早产儿发出的信息，明白宝宝给我们的暗示。

早产儿拥有早期的本能反应，出生以后在与妈妈皮肤接触的过程中，会向着妈妈乳房的方向移动，逐渐开始出现嘴部运动，对着乳房的位置有伸舌头、舔舐、寻乳等动作，提示妈妈可以尽快进行母乳喂养。最佳的哺乳时机是在宝宝警觉时期，宝宝眼睛睁大，对刺激有反应。切勿等到宝宝哭泣时才认为宝宝需要哺乳，这已经是哺乳最晚期的信号了，此时宝宝可能会拒绝吸乳。对于宝宝而言，妈妈采取橄榄球式或交叉摇篮式的喂乳姿势更合适；对于妈妈而言，能清晰地看到宝宝的表情、掌控其颈部，有利于妈妈增加母乳喂养的信心。

第三节　早产儿的矫正月龄是什么？

早产儿出生时胎龄尚未达到预产期（40周），因此对早产儿体格生长的评价应根据矫正月龄，即以胎龄40周（预产期）为起点计算矫正后的生理月龄。这涉及两个计算公式：

公式一：早产周数＝足月胎龄－出生胎龄；

公式二：矫正月龄＝实际月龄－早产周数。

1. 矫正月龄计算实例

让我们一起来做一道算术题。某胎龄36周的早产儿，如果实际月龄为生后3月龄，根据公式一，若宝宝出生胎龄为36周，则早产周数为40周－36周＝4周（1个月），说明宝宝出生时早产了4周（1个月）；根据公式二，若宝宝现在是3月龄，则目前矫正月龄为3个月（12周）－1

个月（4周）= 2个月（8周），可知宝宝目前的矫正月龄为2月龄。因此，当我们要去评价该3月龄的早产儿的生长发育情况时，应与2月龄正常宝宝的生长标准进行比较。

2. 为什么要用矫正月龄？

早产儿在未满预产期出生，其与足月儿之间存在客观的差距。我们在评估早产儿的生长发育时，如果以其实际月龄与同月龄足月儿比较，这样得出的结果是不准确的，我们要给早产儿一个追赶生长的时间。

3. 什么时候可以不再使用矫正月龄？

当宝宝已经追赶上同月龄足月儿生长发育的速度时，就不需要再使用矫正月龄了。通常对于大多数早产儿来

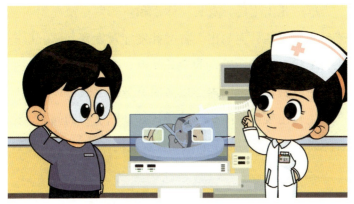

说，这个时间大概是 2 岁。但由于个体差异的存在，有些宝宝会在 2 岁前就达到同龄足月儿生长发育水平。当然，如果宝宝出生时孕周较小（< 28 周）或出生体重较轻（< 1000g），则矫正月龄使用的时间可能会延长至 2—3 岁，甚至有些到青春期才追赶上同龄人。

第四节　你了解早产儿追赶性生长吗？

大多数早产儿在出生后存在不同程度的生长迟缓现象，当病理因素解除后，这些宝宝的体格生长进入一个加速期，这个过程称为早产儿追赶性生长。

1. 为什么要实现追赶性生长？

早产儿出生后，身长、体重和营养发育情况均明显落后于足月儿，更易出现各类并发症及发育问题。早产儿为了接近遗传所确定的生长轨道，需要采取追赶性生长以回归到正常范围内。适当的追赶性生长可以降低早产儿生长出现发育障碍、神经认知缺陷、行为问题、语言障碍、学习能力低下和代谢性疾病的风险。

2. 追赶性生长使用的评估工具

评估早产儿追赶性生长的效果，需要监测早产儿相关生长指标，包括头围、生长及体重。对不同矫正月龄的早产儿进行监测时所采用的方法也不尽相同。矫正胎龄40周前，主要参照Fenton早产儿生长曲线图；矫正胎龄40周后则需要根据矫正月龄参照正常婴儿生长标准。值得注意的是，对早产儿的生长评估需关注其生长趋势，不同个体生长趋势不同，需要对其进行客观评价后给予针对性的干预。

3. 追赶性生长的标准

通常对于出生时体重处于同胎龄平均体重范围的早产儿，其追赶性生长只要达到矫正月龄的第25—50百分位就属于适宜的追赶性生长。对于出生时体重低于平均范围的早产儿，其追赶性生长大于第10百分位也被认为较为适宜。因此，追赶性生长其实是适度增长，应避免早产儿在短期内体格增长过快，以降低远期发生代谢综合征的风险。

4. 追赶性生长的时间

一般认为早产儿追赶性生长的最佳时期为出生后第1年，尤其是前6个月。若喂养得当、无严重疾病因素影响，多数早产儿能在1—2年内追赶上同年龄的婴幼儿。少数早产儿在进行了个体化干预后仍出现生长发育迟缓现象。这种情况下，需及时对早产儿进行转诊治疗。

5. 追赶性生长的喂养策略

追赶性生长喂养策略的总体原则是依据早产儿的胎龄而制定。首选母乳喂养，再根据个体情况制定强化营养方案，以确保既促进早产儿适度增长，又避免过度喂养，既保证良好的神经系统发育，又减少远期不良并发症发生的风险。早产儿妈妈母乳的各种营养价值以及生物学功能更加适合早产儿，它是不能被其他营养品所替代的。

母乳强化是根据早产儿的出生体重和生长速度，在母乳喂养的基础上，再为早产儿添加特定的营养物质，例如蛋白质、钙、磷和维生素。这样能够促进早产儿的生长发育及短期生长。目前最理想的强化产品来源于人

第一章 早产与母乳——早产儿妈妈为什么更需要坚持母乳喂养?

乳,它从捐赠乳中将脂肪和蛋白质分离,减少乳糖成分,经过消毒处理后给早产儿使用。但是由于成本等各种因素,国内使用最多的是牛乳源的多种营养的母乳强化剂。国际上推荐的添加时间为早产儿耐受100ml/(kg·d)的母乳喂养后,办法是将母乳强化剂添加在母乳中进行喂养。母乳强化建议到完全亲喂或者体重达到1800—2000g。中华医学会推荐,对于极低出生体重儿出院前评价营养状况不如意者,需要继续强化母乳喂养至矫正胎龄40周。在早产儿母乳中添加母乳强化剂并不会影响母乳的质量,反而能使营养吸收更全面,但爸爸妈妈们需在医护人员指导下进行添加,切勿盲目添加。

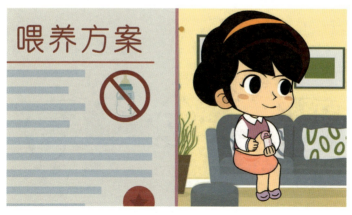

第五节　早产儿妈妈的母乳有更高的营养价值

母乳是婴儿成长最安全的食品,对于早产儿来说,母乳更是一种治病的"良药"。世界卫生组织推荐母乳喂养作为早产儿的最佳喂养方式。

母乳作为最适宜新生儿的食物,对于早产儿来说更是无比珍贵。它的特别之处在哪儿呢?早产儿妈妈母乳的珍贵之处在于其成分与足月儿妈妈的母乳不同,其营养价值和生物学功能更适合早产儿的需求。早产儿因为过早出生,在母体内发育尚不完善,出生后身体虚弱,对母乳有更迫切的需求。早产儿妈妈的母乳中蛋白质含量高,有利于早产儿快速生长发育,增加体重;矿物质、

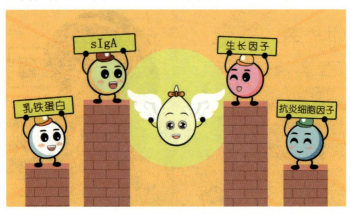

第一章 早产与母乳——早产儿妈妈为什么更需要坚持母乳喂养?

脂肪和乳糖量较低,缓冲力小,对胃酸中和作用弱,易于早产儿消化吸收;钠盐量较高,有利于对早产儿所丢失的进行补充;肾溶质负荷低,有利于保护早产儿肾功能;所含氨基酸、激素、肽类、糖蛋白能促进胃肠功能的成熟,缩短早产儿肠外营养的时间;所含长链多不饱和脂肪酸,能积极促进早产儿中枢神经系统和视网膜发育。早产儿妈妈的母乳被称为超级母乳,被儿科医生视为"无可替代的治病良药"。因为其中的抗微生物因子、抗炎症因子、白细胞能对早产儿免疫功能的发育起到调节作用,还能提供保护性物质;能够减少早产儿各种长期及短期并发症的发生,包括降低慢性肺疾病、坏死性小肠结肠炎、神经系统发育迟缓、早产儿视网膜病、喂养不耐受和院内感染的发生率。

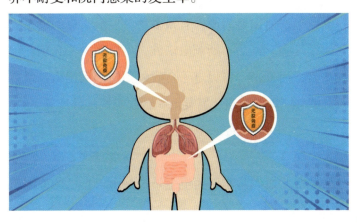

早产儿母乳喂养那些事

近期也有研究发现,不同孕周早产儿妈妈的母乳营养素占比不同,也进一步证明了早产儿妈妈的母乳是为早产儿"量身定做"的营养。

第六节 母乳喂养对早产儿妈妈有哪些好处?

母乳喂养是最健康、最自然的喂养方式,世界卫生组织建议宝宝出生后最初6个月进行纯母乳喂养,因母乳能提供宝宝出生后6个月内生长发育所需的全部能量。通过前文的介绍,我们已了解母乳喂养对宝宝的益处,那么母乳喂养对早产儿妈妈又有何帮助呢?

1. 有利于减少产后出血

引起产后出血的原因有很多种,但最常见的就是子宫收缩乏力。产后早期刺激泌乳,可以刺激下丘脑产生催产素,而催产素可促进子宫收缩预防产后出血。坚持母乳喂养,能够促进子宫复旧,帮助妈妈早日恢复。

2. 有利于产妇情绪稳定,更快适应"妈妈"角色

早产儿妈妈常常认为宝宝早产是由于自己的原因造

成的，从而产生愧疚心理；同时，母婴分离会增加早产儿妈妈焦虑抑郁等负面情绪，对于这部分早产儿妈妈而言，若能进行母乳喂养，可大大减轻心理压力。当宝宝接触到妈妈的乳房或肌肤时，能够增加妈妈自身心理的满足感，对宝宝的感情油然而生，母婴之间奇妙的感应能使处于哺乳期的妈妈情绪更加稳定，从而减轻产后抑郁的风险。越来越多研究表明，新生儿非母乳喂养是阻碍产妇角色转换的因素之一，母乳喂养的过程可增进母婴之间的亲密互动，让妈妈更顺利地进入"妈妈"的角色。

3. 有利于促进体形恢复

妈妈每天因母乳喂养消耗的能量大约为400—500kcal，相当于一个成年人慢跑1小时所消耗的能量。若产后能坚持母乳喂养6个月以上，可以逐渐消耗妊娠期间储存的脂肪，有助于体形恢复。

4. 有利于降低妈妈罹患某些疾病的风险

母乳喂养有利于降低妈妈罹患乳腺癌、卵巢癌、骨质疏松及肥胖的风险。有研究表明，母乳喂养是乳腺癌发病因素中最易控制改变的，坚持母乳喂养可以通过调节雌激素、孕激素,减轻激素周期性变化对乳腺组织的损伤,能通过抑制乳房退化保护乳腺功能,维持乳腺组织正常,并通过影响乳腺生物学行为来降低乳腺癌的发病概率。

第七节　为什么早产儿妈妈泌乳启动较晚?

早产对妈妈的泌乳启动存在一定影响,为何早产儿妈妈乳汁分泌较晚呢?早产儿妈妈的泌乳其实是启动了的,只是并不充分。这与其泌乳特点、缺少有效刺激及疾病等因素有关。早产儿妈妈需要及时获得有效的指导和干预,以促进成功启动泌乳。

1. 乳腺发育不完全

孕期随着孕周的增加,胎盘分泌的雌激素、孕激素逐渐增多,刺激乳腺导管发育,而孕激素能够刺激乳房腺体的发育。早产儿妈妈因过早终止妊娠,提前分娩,导致乳腺发育不完全,不能达到充分泌乳的水平。但乳腺发育并不随妊娠终止而完全中断,早产儿妈妈的乳腺虽然不如足月儿妈妈发育成熟,但具备泌乳的潜能。产后妈妈们可以通过频繁吸吮刺激乳腺继续发育,从而提高泌乳能力。

2. 母体激素水平不平衡

因为孕期高水平的雌激素、孕激素抑制了乳房中的泌乳素水平,所以泌乳启动尚未开始。胎盘娩出后,通过刺激乳头,乳房在泌乳素和催产素的作用下开始产生乳汁,而早产儿妈妈因为孕周较短,乳腺上皮细胞无法被妊娠期激素刺激,进而有效合成乳汁;同时胎盘催乳素水平较低,也会导致乳汁分泌较晚。

3. 缺少有效刺激

由于早产儿先天神经系统及其他器官发育不成熟,或合并慢性肺部疾病等,吸吮-吞咽-呼吸模式尚未完全建立,导致其直接吸吮母乳的成功率较低。此外,部分早产儿出生后入住新生儿重症监护室(Neonatal Intensive Care Unit, NICU),与妈妈分离,妈妈只能通过手挤乳或者使用电动吸乳器排空乳汁。早产儿妈妈分娩后最初几天乳量很少,许多妈妈误认为没有乳汁无须挤乳,由于挤/泵乳频率过低而导致对乳房刺激不足,进而造成泌乳不足。

4. 其他因素

早产儿妈妈泌乳启动较晚可能还与其自身疾病有关，如肥胖、糖尿病、高血压，或使用含激素类的药物等。此外，早产儿妈妈产后消极的心理状态，如压力、疲劳、焦虑也可能导致乳汁分泌较晚。因此，产后轻松、愉快的心情对早产儿妈妈而言至关重要，家庭成员在妈妈泌乳的过程中提供充分支持也能助益其保持愉悦的心情和泌乳启动成功。

第二章

产后母乳喂养

——早产儿妈妈产后早期如何成功进行母乳喂养?

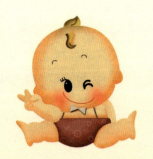

第一节　乳汁是怎么来的？

母乳喂养不仅是妈妈的权利，更是其肩负的义务。初乳，被誉为婴儿最珍贵的食物。世界卫生组织建议纯母乳喂养应该坚持至产后 6 个月，母乳喂养至宝宝 2 岁及以上。母乳喂养不仅能增强婴儿的免疫屏障，预防感染，促进营养吸收，还有助于减少产后出血的风险，降低乳腺癌和卵巢癌的患病率，更能有效缓解产后抑郁。

那么，这神奇的乳汁究竟是如何产生的呢？

乳汁的生成源自乳腺细胞。其实，乳汁的产生并非始于产后，从孕中期开始，乳腺上皮细胞便逐渐增生并分化成泌乳细胞，具备了分泌乳汁的能力。在这个阶段，乳腺上皮细胞形成的腺泡之间存在空隙，使得妈妈血液中的成分，特别是免疫大分子和细胞能够轻松进入腺泡内。因此，初乳中富含了大量的免疫物质。

既然乳汁的分泌起始于这么早的阶段，妈妈们可能会好奇,为什么在孕期并没有明显的感觉呢?这主要是因为孕期母体内的高孕激素水平对乳汁的产生起到了抑制作用,导致只有少量的初乳分泌。然而,在分娩后,胎盘娩出,孕激素水平迅速下降,解除了对泌乳素的抑制,使得泌乳素水平急剧上升,乳腺便开始大量分泌乳汁。泌乳素和催产素是与哺乳密切相关的两种激素,它们共同促进乳汁的大量分泌。泌乳素主要作用于乳腺腺泡的分泌细胞,刺激其分泌乳汁;而催产素则作用于乳腺腺泡的肌上皮细胞,促使其收缩,从而将乳汁挤压进入乳管内。当乳汁分泌量达到一定程度时,通过挤压乳房,可以观察到乳汁迅速喷出的现象,这被称为喷乳反射。

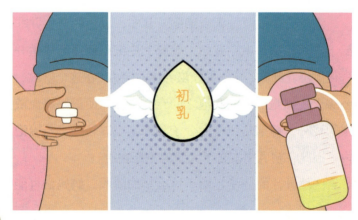

第二节　初乳有多么珍贵？

初乳（Colostrum）通常在产后 2—5 天内分泌。与成熟乳相比，初乳具有独特的成分和浓度，它富含免疫球蛋白、生长因子、抗体、乳铁蛋白、抗炎细胞因子、低聚糖及抗氧化物质等。这些成分为早产儿提供了重要的免疫保护和促进健康发育的营养。初乳的蛋白质含量约为成熟乳的 2 倍，特别是球蛋白的含量非常高。而初乳中的乳糖含量相对较低，这与早产儿胃肠道对脂肪和乳糖的消化能力较弱相适应，使得初乳更易于新生儿消化吸收。因此，初乳常被称为"液体黄金"，对早产儿的健康和发育至关重要。

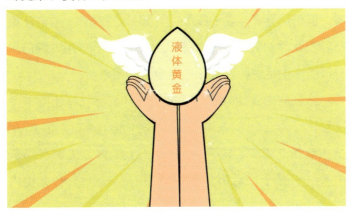

为了让早产儿妈妈能够更好地泌乳，建议早产儿妈妈为自己建立一个目标，产后2周泌乳量至少达到500ml/d，最好是能够达到800—1000ml/d的超量。因为婴儿1—6个月平均每日母乳需求量稳定在780ml左右，而后续的乳量很大程度上取决于产后2周的泌乳量。因此，产后2周是妈妈泌乳的关键期，需要紧紧抓住这个时期来提升泌乳量。如果2周后乳量少于500ml/d，后期追奶可能会非常辛苦且事倍功半。所以，早产的妈妈们需要为自己建立好目标，并持之以恒地努力达成。

第三节　为什么要早吸乳勤吸乳？

早产儿妈妈的泌乳量可能会受到乳腺发育不足的影响，但仍然具有泌乳的潜能。乳腺最晚在孕22周前开始产乳，此时初乳已经开始形成。因此，早产儿妈妈仍然有可能产生足够的乳汁来满足宝宝的需求。

泌乳期是女性分娩后从分泌乳汁到泌乳停止的整个过程，分为五个阶段：泌乳准备期、泌乳Ⅰ期（孕16周至产后第2天）、泌乳Ⅱ期（产后第3—8天）、泌乳Ⅲ期（开始于产后第9天）、复旧期。这些阶段是由内分泌系统控制的。在产后最初的几天,母乳的分泌量可能非常少,只有几滴或几毫升。很多早产儿妈妈可能觉得这些初乳没有什么用处,但实际上,这对早产儿非常有益。早产儿妈妈应当坚持哺乳,即使在最初的 48 小时内母乳量很少。而在 48—96 小时后,初乳的分泌量会明显增加。对于早产儿妈妈而言,产后 5 天内的泌乳量会发生很大的变化,24 小时的产乳量可以从 200ml 到 900ml 不等。由于母婴分离和早产儿无法频繁吸吮,早产儿妈妈可能会面临泌乳 II 期延迟和泌乳不足的风险。

为了确保早产儿妈妈产后乳汁分泌充足,建议在产后 1 小时内尽早开始挤乳或吸乳,以收集珍贵的初乳,若无法实现,也应在产后 6 小时内开始。勤吸乳能刺激

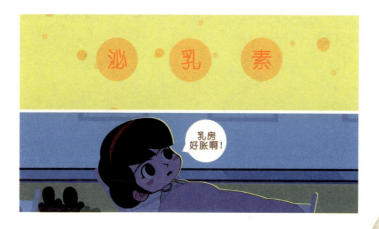

泌乳反射,促进催产素和泌乳素分泌,从而增加乳汁产量。为了实现产后2周泌乳量能满足心理预期的目标,早产儿妈妈每24小时内应保证挤乳/吸乳至少8次,每隔2—3小时1次,每次每侧挤乳/吸乳15分钟左右。夜间2次吸乳时间间隔不超过5小时。坚持每天8次挤乳/吸乳,产后2周泌乳量可达500ml/d;若能达到每天10—12次,则泌乳量可超过750ml/d,为可能的乳量下降提供缓冲。

第四节 吸乳的方式有哪些?

早产儿需要更多的关爱和特殊照顾,特别是在喂养方面。母乳喂养对早产儿的健康成长至关重要。针对早产儿,主要推荐三种吸乳方式:亲喂、手挤乳以及使用吸乳器吸乳。

1. 亲喂

亲喂是最自然的喂养方式,宝宝通过吸吮乳头,直接从妈妈的乳房中获得营养。对于早产儿来说,这个过程可能需要更多的时间和耐心,因为他们的吸吮反射尚未发育到足月儿的水平。亲喂不仅能促进宝宝与妈妈之间的深厚情感联结,而且妈妈母乳的成分也会随着时间的变化而变化,以适应早产儿的成长需求。

2. 手挤乳

手挤乳是一种简单又高效的喂养方式。对于早产儿妈妈而言,可以通过手动挤压乳房的方式将乳汁挤出,用杯喂或勺喂等方式喂给宝宝。尤其在早产儿初期吸吮有困难、母婴分离阶段,这种方法显得尤为实用。手挤乳保证了早产儿获得珍贵的母乳,有助于其免疫系统的完善和健康成长。

3. 使用吸乳器吸乳

吸乳器是一种辅助妈妈母乳喂养的特殊器具,早产儿妈妈可将吸乳器的乳罩附在乳房上,让其按照调节的吸力和频率吸乳。吸乳器的特点在于能根据妈妈的需要和宝宝的实际情况进行调整,从而确保母乳的顺利获取。对于早产儿妈妈,吸乳器在早产儿吸吮反射尚未发育完全的情况下,能为妈妈提供极大的帮助和便利。

总之,无论是通过亲喂、手挤乳还是使用吸乳器吸乳,母乳喂养对早产儿的健康都至关重要。母乳中蕴含丰富的营养成分和免疫保护因子，能够帮助宝宝抵御疾病，促进其成长发育。早产儿妈妈可以根据自己和宝宝的实际情况选择合适的喂养方式，并在喂养过程中保持愉悦和放松的心情，以促进母乳的分泌和宝宝的健康。

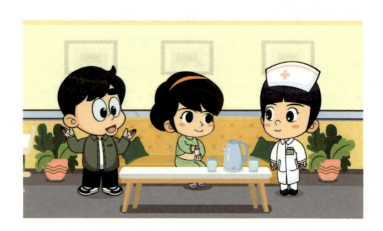

第五节 正确的哺乳姿势应该是怎么样的？

宝宝吸乳是一种本能，但要实现有效吸乳，妈妈和宝宝都需要花时间练习。产后初期，妈妈需要耐心，尝试各种不同的哺乳姿势，教会宝宝正确的含接姿势，只要妈妈和宝宝都感到舒适，且宝宝能够喝饱并感到满足，就是有效吸乳。以下是实现有效吸乳的具体步骤：

1. 前期准备

找一个安静、舒适的环境，确保吸乳过程中不受干扰。洗净双手，确保手卫生。采取舒适放松的姿势，可以坐着或躺下。

2. 不同的哺乳姿势

将宝宝安放于妈妈怀中，头高臀低位，面朝乳房可以观察宝宝的表情；宝宝的胸腹部紧贴妈妈的胸腹部，宝宝的耳、肩、臀部呈一直线。不同姿势各具特点。

（1）半躺式：放松，维持时间长。

（2）橄榄球式：帮助宝宝寻乳，适合剖宫产术后、哺乳磨合期。

（3）交叉式：有效帮助宝宝寻乳，适合小婴儿、哺乳磨合期。

（4）摇篮式：宝宝可自己寻乳，适合配合度好的母婴。

（5）侧卧式：适合夜间哺乳。

（6）同时哺乳：适合双胞胎妈妈。

3. 正确的含接姿势

宝宝面对乳房，鼻尖对乳头，妈妈用"C"字形手

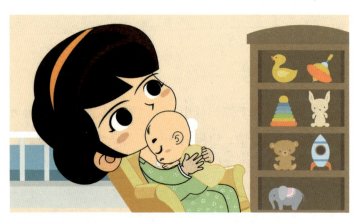

法托住乳房轻轻触碰宝宝的上嘴唇，以刺激产生觅食反射，使宝宝张大嘴巴。然后迅速将乳头放入张大的口中，确保乳头和大部分的乳晕都被完全包围。同时，确保宝宝的下唇紧贴乳房，上唇微翘，上下唇角度 > 100°，吸吮时没有疼痛感，含接上方的乳晕比下方多。

4. 尝试吸吮

将乳房轻轻推入宝宝的嘴里，以刺激其吸吮反射。如果宝宝吸乳有效，能看到其面颊鼓起，呈圆形。同时，妈妈会感到节奏规律且有力的吸吮及吞咽声。

5. 注意观察

观察宝宝的面部表情和动作，以确保其能有效地吸乳。正常吸乳行为应该伴随放松的姿势、有规律的吸吮动作和平稳的呼吸。如果宝宝吸乳时嘴唇无法紧密贴合、缺乏吞咽动作或呼吸急促，可能是无效吸乳。这时，可以尝试调整宝宝的姿势。

6. 吸乳时间

吸乳的时间应该根据宝宝的需要决定。每次每侧约

15—20分钟,直到一侧或双侧乳房变软。一般每日8—12次。

7. 吸乳完成

当宝宝吸乳满意并表现出饱足的迹象时,会自然松开乳头,此时妈妈可以轻轻抱起宝宝并轻拍其背部,帮助打嗝。

第六节 如何做好手挤乳?

母乳是早产儿最理想的营养来源。手挤乳作为一种简便、经济且高效的方式,能够帮助妈妈们轻松挤出珍贵的初乳,为宝宝提供充足的乳汁。同时,手挤乳也有助于缓解妈妈们可能遇到的乳房胀痛和堵塞的不适,让哺乳过程更加舒适顺利。学习手挤乳对于早产母婴具有重要的意义。

1. 准备步骤

(1)手卫生:挤乳前务必保持双手清洁,使用温水和肥皂彻底洗手,并用干净的毛巾彻底擦干。

（2）准备容器及干净毛巾：使用一个干净的容器来收集乳汁。可以选择专用的乳汁收集瓶或清洁宽口奶瓶、一条干净的毛巾。

（3）环境准备：室温调至26℃—28℃，注意保暖。准备一个私密、安静、舒适的环境。舒适的体位、放松的心情有助于提高乳汁的分泌量。

（4）补充水分：挤乳前先喝一杯温水或牛奶，补充足够水分后，深呼吸放轻松，这将有助于增强喷乳反射。

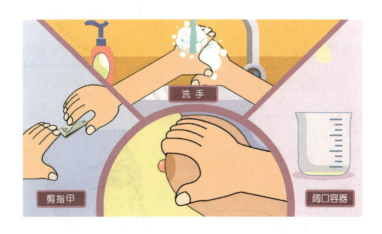

2. 手挤乳的步骤

（1）按摩乳房：挤乳前穿上宽松舒适的衣服，露出两侧乳房。用2—3根手指指腹轻轻地按摩乳房，顺着乳房的方向从外向乳头方向打圈，不要用力过猛。同时，妈妈可以前倾身体，用手托住整个乳房，轻轻按压或晃动，

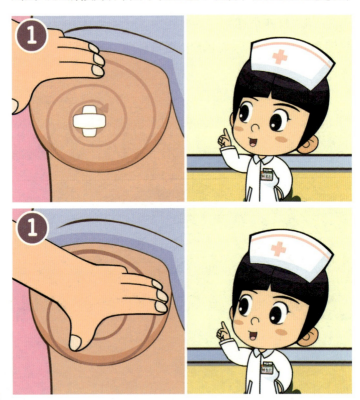

或用温暖的毛巾敷乳房 15—20 分钟，但要避开乳头处。

（2）刺激乳头：用拇指和食指的指腹温柔地左右旋转乳头，食指轻轻点按乳头，触碰乳头最前端，使乳头坚挺变硬，以舒适为宜，然后手指轻刮乳头。当乳房产生酥麻紧绷感或者摸到乳头湿漉时，表示喷乳反射已出现。

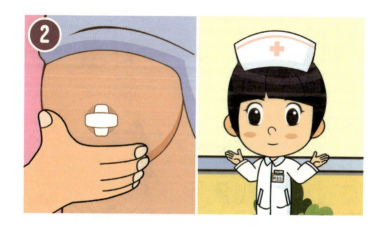

（3）手部姿势与位置：将手掌放在乳房下方，手指自然张开，将拇指、食指和中指摆在乳头后方 2—3cm 处，即乳腺管汇集的部位。拇指摆在乳头上方 12 点处，食指与中指在乳头下 6 点处，形成"C"字形，这样的姿势可以帮助妈妈更好地控制挤乳的力度和方向。

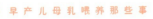

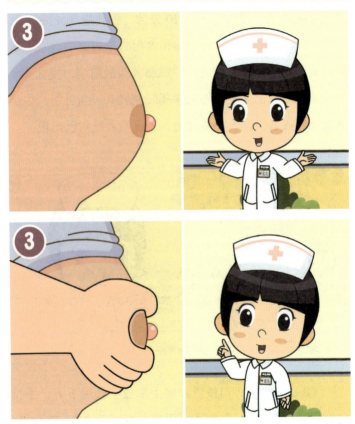

第二章 产后母乳喂养——早产儿妈妈产后早期如何成功进行母乳喂养?

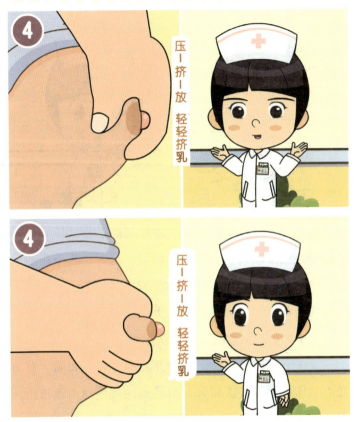

(4)开始挤乳:手法为压—挤—放。

压——手握乳房,像握杯子,但避免触碰乳晕,手指先向胸壁方向轻轻按压,保持手指并拢,勿分开或滑动。如乳房较大,可先往上抬,再往胸壁推。

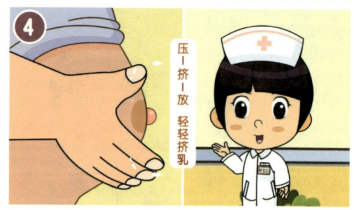

挤——在按压的基础上，用相对的手指挤压乳房，并轻轻往前滑动拇指，如盖指印般。同时，将中指的力道转移至食指上。拇指的滑动模拟婴儿舌头波浪般的刺激，其他两指的压力模拟婴儿上颚的刺激。在压缩排空的过程中，保护敏感的乳房组织不受损伤。

放——放松手部，但不离开乳房。用温和的、有节奏的动作，反复多次挤乳，由乳房的外侧向内侧推压，直到乳汁开始流出。

（5）重复步骤：轮流使用拇指和食指按压乳房的不同位置，同一侧的乳房可以交替利用左右手来挤乳，这将有助于乳汁排空。当一侧乳房的乳汁被完全排空后，就可以切换到另一侧进行挤乳。为了保持对乳房的均匀

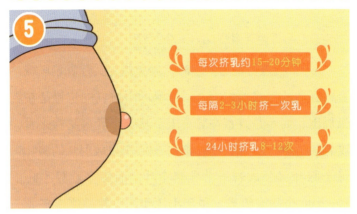

- 每次挤乳约15—20分钟
- 每隔2—3小时挤一次乳
- 24小时挤乳8—12次

刺激和产乳量,切忌频繁地切换乳房。每侧乳房挤乳时间约15—20分钟,当乳房变松变软即可停止。

3. 手挤乳时机

(1)如遇到母婴分离或禁止母乳喂养的情况,妈妈应在分娩后尽快挤乳,建议至少每2—3小时进行一次,晚上也要常规挤乳,剖宫产产妇亦适用。

(2)新手妈妈大都会遇到乳房过胀、过痛等情况,可通过手挤乳的方式先将乳汁挤出,这不仅可以缓解症状,也有助于宝宝更好地吸吮,防止乳汁分泌减少。

(3)初生宝宝面对妈妈乳头内陷、乳头过大等情况,可能还未完全掌握吸吮技巧,也可通过手挤乳将乳汁挤出喂养。

4. 手挤乳注意事项

（1）在进行乳房护理时，避免搓乳头及乳晕区域，否则会造成乳房组织损伤。正确的手挤乳的位置是在乳晕周围，而不是直接在乳头上。从整个乳房结构来看，以乳头为中心，周围分布着15—20个呈放射状的腺叶，每个腺叶又分成若干个乳腺小叶，而每个乳腺小叶由10—100个腺泡组成，多个小叶间的乳管最终汇集成一个腺叶的输乳导管，这些导管在乳晕下方汇集，开口于乳头。因此，在进行乳房护理或手挤乳时，应当注意避免对乳头和乳晕的过度刺激，以保护乳房组织。

（2）在进行手挤乳时，需要避免过度向外牵拉乳头和暴力挤压乳房，以免对乳房组织造成损害，导致淤伤和炎症。正确的做法是先将拇指与食指垂直向胸壁方向轻轻按压，不产生牵拉等动作。下压后，手指相对挤压乳房，并保持位置不动，避免手指撑开乳晕。手放松时，不离开乳房，也不在皮肤上滑动。在挤压时，应该使用轻柔的力度，重复多次，直到乳汁开始流出，切勿用力过猛。手挤乳应该是一种无痛、安全的方法，不要因手法不当而造成损伤。注意观察乳房的状况，如发现有异常或不适,请咨询医生或产科护士。

(3)避免使用错误的按摩方法,包括用"梳子"刮乳房、用滚烫的毛巾敷乳房、刮痧、放血等,以免对乳房造成不可逆的损伤。

新手妈妈们可以通过放松自我情绪、保持挤乳规律、正确挤乳手法享受整个过程,为宝宝的健康成长奠定坚实的基础。

第七节 如何选择适合自己的吸乳器?

科技的持续进步为哺乳期的妈妈们带来了吸乳器这一得力助手。吸乳器不仅帮助妈妈们精确掌握自己的乳量,还能有效预防乳腺炎的发生,成为哺乳妈妈们的得

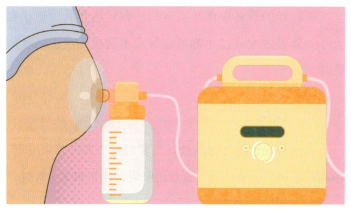

力伙伴。选择一款适合自己的吸乳器是非常重要的,因为它可以帮助妈妈们更轻松、高效地吸乳。以下是选择吸乳器时需要考虑的几个要点:

1. 基本原则

安全、省时、高效、舒适、便捷,以及适合个人需求。

2. 手动还是电动

手动吸乳器简单易用,适合需求不大的妈妈。电动吸乳器则是利用电力帮助吸取乳汁,相对更省力且效率高,适合需要频繁吸乳或者乳量较大的妈妈。

3. 罩杯的选择

吸乳器的罩杯应该是柔软的,并且适合乳房形状和大小。罩杯过大或过小都可能导致不适或无法正确吸取乳汁。

4. 单边或双边

单边和双边吸乳器的选择需要根据个人需求来决定。单边吸乳器价格更实惠,而双边吸乳器则更高效、省时。

5. 吸力调节

选择具有吸力调节功能的吸乳器,可以根据妈妈的舒适程度和乳汁流量来调整吸力强度。吸力并不是越强越好,选择适合自己的吸力才能避免不必要的不适或乳头受损。

6. 清洁与消毒

选择易于清洁和消毒的吸乳器,可以确保吸乳过程的卫生。易于拆卸的配件方便清洗,并且可以放入消毒器中进行彻底的消毒。

7. 附件和功能

吸乳器拥有多种附件和功能,如可调节尺寸的罩杯、储奶瓶和吸乳记录器等,可根据个人喜好和需求进行选择。同时,为了确保在夜间使用时不影响宝宝的休息,建议选择音量在40—50分贝之间的吸乳器。

为了确保母婴分离后的妈妈能够顺利启动泌乳,建议在产后初期使用医用级吸乳器,可模拟宝宝的吸吮模式,从而尽早促进乳汁的分泌。

第八节 产后早期少量的乳汁还可以这样用

初乳对于早产儿珍贵无比,不仅是宝宝的口粮,还是一剂"免疫口服剂"。产后早期妈妈们分泌的乳汁并不多,初乳更重要的作用是用来做口腔涂抹。对于早产儿来说,由于身体各个系统发育尚不成熟,本身的吸吮和吞咽存在一定困难,还可能因为一些疾病导致早期无法经口喂养。例如使用无创呼吸机的早产儿,只能通过肠外营养或鼻饲获取营养,缺乏口咽途径的喂养,而初乳涂抹口腔恰好能解决这个问题。

1. 什么是初乳口腔涂抹?

初乳口腔涂抹又称为口腔免疫治疗,指使用注射器滴少量初乳或使用棉签涂抹少量初乳于宝宝口腔的过程。

2. 初乳口腔涂抹对宝宝有什么好处?

(1)乳汁中的细胞因子能作用于口腔部的淋巴组织,增强黏膜免疫反应。

(2)与初乳涂抹相关的吞咽动作能够活化早产儿内

第二章 产后母乳喂养——早产儿妈妈产后早期如何成功进行母乳喂养？

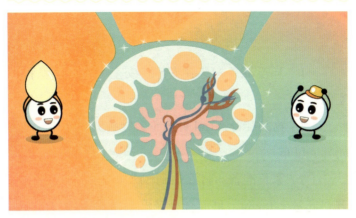

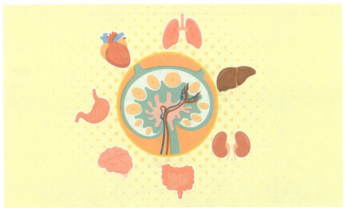

脏相关淋巴组织,预防坏死性小肠结肠炎的发生。

(3)促进早产儿向经口喂养过渡。

3. 初乳口腔涂抹前的准备工作

（1）环境准备：选择安静、安全、温暖、隐私的空间。

（2）物品准备：1ml针筒（去针头）、初乳、消毒奶杯、口布。

（3）家长准备：将温热到37℃的初乳倒入奶杯，若初乳量 < 0.2ml，可混合少量温水；将宝宝摆放成舒适的卧位躺好，头偏向一侧，为宝宝铺口布，轻轻擦拭口腔内壁分泌物。

（4）适合口腔涂抹的早产儿：体重 < 1500g 不能经口喂养的早产儿可进行初乳口腔涂抹。

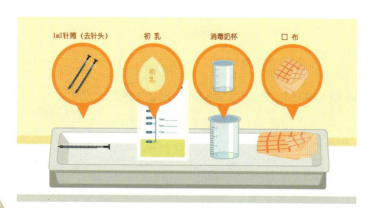

4. 初乳口腔涂抹具体实施过程

具体实施包括两方面内容，分别是宣教和口腔滴注。对妈妈和家庭宣教是获得初乳、进行初乳口腔涂抹的前提。

（1）针筒抽取 0.2ml 初乳。

（2）沿口角将 1ml 注射器放入宝宝一侧颊部。

（3）调整注射器尖端，指向宝宝口咽部，匀速缓慢推注初乳 0.1ml，推注时间 > 20 秒。

（4）轻柔地将注射器移至宝宝对侧颊部，再匀速缓慢推注初乳 0.1ml，推注时间 > 20 秒。每 3—4 小时重复以上操作，直至宝宝开始管饲，进行肠道喂养。

（5）推注结束后观察宝宝 30 秒并进行记录（包括时间、宝宝反应、基本生命体征等）。

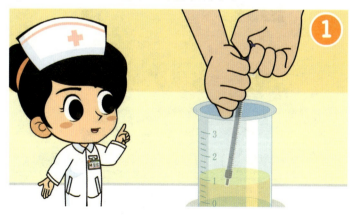

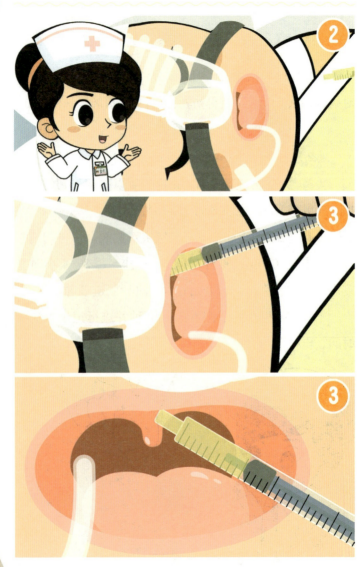

第二章 产后母乳喂养——早产儿妈妈产后早期如何成功进行母乳喂养？

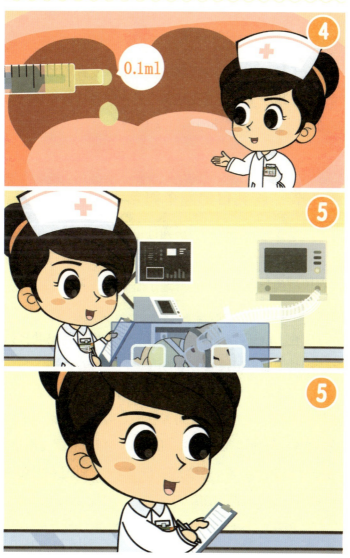

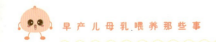

5. 初乳口腔涂抹的注意事项

由于早产儿口腔黏膜细嫩，唾液腺发育不足，分泌唾液少，黏膜干燥，易受损伤，进行初乳口腔涂抹时需要动作轻柔，以免黏膜损伤引起感染。

第九节 泌乳日记是个好帮手

在母乳喂养过程中，泌乳日记是一个极为实用的工具，它可以帮助妈妈们记录和跟踪自己的泌乳过程，提供有价值的信息，以便更好地了解乳汁产量和自身乳房变化。

现在，就让我们一起来探索一下如何使用泌乳日记并了解具体需要记录的内容吧。

可以选择纸质日记本、手机应用程序或电子表格等任何喜欢的形式来记录。每天在固定时间段内记录一些关键指标，例如泌乳目标、挤乳日期和时间、每次泌乳量、24小时泌乳总量等。持续记录非常重要，并且在需要时可与医护人员分享这些信息。

1. 泌乳目标

早期泌乳目标的确定对于早产儿妈妈后期泌乳启动及维持至关重要，抓住泌乳关键窗口期有利于后期早产母婴成功进行母乳喂养。

2. 挤乳日期和时间

通过记录每次挤乳的具体日期和时间，可以督促早产儿妈妈定期挤乳。

3. 每次泌乳量

记录每次泌乳量有利于帮助早产儿妈妈建立母乳喂养信心，尽早实现泌乳目标。

4. 24小时泌乳总量

记录24小时泌乳量有利于早产儿妈妈了解自己的泌乳情况，便于医护人员进行评估和指导。

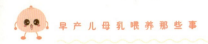

我的泌乳日记

日 期		今日目标	____ml
挤乳次数	时 间	实际泌乳量	
第1次			
第2次			
第3次			
第4次			
第5次			
第6次			
第7次			
第8次			
第9次			
第10次			
第11次			
第12次			
实际总泌乳量		____ml	

第三章

母乳收集

——如何正确收集、储存和转运母乳?

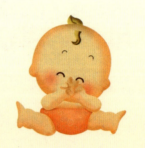

第一节 如何做好收集母乳前的准备？

在收集母乳前，妈妈们应该做好以下准备：

1. 环境准备

收集母乳的环境需要让妈妈觉得舒适、私密，比如拥有靠背沙发、床帘等，保护妈妈隐私的同时使其心情放松。

2. 手卫生

妈妈们可以按照六步洗手法，用流动水洗手，并使用肥皂来进行清洁。如果没有明显的脏污，也可以用免水洗清洁剂。清洁后务必使用干净的干毛巾、一次性毛巾或手烘干机让手干燥。

3. 清洁乳房

清洁乳房时无须使用特定的消毒剂以避免引起皮肤

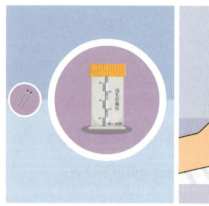
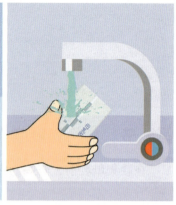

损伤。妈妈们可以直接使用温水进行清洁。

4. 清洁和消毒储奶容器

如果妈妈使用吸乳器来辅助吸乳，一定要重视吸乳器的清洗和消毒，这是一个潜在的污染源。此外，请准备好清洁干燥的可密封容器来储存母乳。

第二节 如何正确收集母乳？

当宝宝不在身边或母乳产量超过宝宝的需求量时，就需要将母乳收集起来保存，以便妈妈无法亲喂时宝宝仍然能吃到母乳。

第三章 母乳收集——如何正确收集、储存和转运母乳？

母乳的收集方法包括手挤乳和吸乳器吸乳两种方法。具体采用哪种方法来收集母乳,主要取决于分娩后的时间、收集母乳的目的和妈妈的乳房状况。在分娩后的最初几天,手挤乳不但可以将母乳收集起来,并且在收集母乳的过程中对妈妈乳房做了充分的按摩,有促进乳汁分泌的功效。而在母乳量较多时,使用吸乳器收集母乳可以起到省时、省力的效果。

1. 手挤乳收集母乳

(1) 收集母乳前先用肥皂清洗双手,用清水擦干净乳房。

(2) 用一只手将乳房从根部承托起来。

(3) 另一只手拇指和食指呈"C"字形,放在乳晕边缘,垂直向胸壁方向施加稳定轻柔的压力。

(4) 将干净的储奶容器放在乳头下方,但不靠近接触乳晕,收集挤出的母乳。

(5) 两侧乳房交替挤压,直至乳房排空。

2. 吸乳器收集母乳

(1) 收集母乳前先用肥皂清洗双手,用清水擦干净乳房。

（2）妈妈身体稍前倾，将消毒后的吸乳器喇叭罩与乳房充分贴合。

（3）选择合适的吸乳器喇叭罩，吸乳时乳头在喇叭罩中央伸缩自如，乳晕只会被稍稍拉动。

（4）从最小的吸力开始逐渐增加至感觉稍有不适时降低一档。

（5）两侧乳房间隔15分钟交替吸乳，吸乳器吸完乳，再用手挤乳，挤干净吸乳器无法吸出的乳汁。

（6）吸乳器使用过后使用奶具专用清洗液清洗，风干、备用。

第三节　如何选择合适的储奶容器？

母乳挤出以后，需要选择容器来保存，选择合适的储奶容器适量储存母乳的目的是保持其营养价值，促进婴儿生长并预防感染。储奶容器应选择清洁、干燥、密闭性良好，符合国家婴幼儿食品级标准的。最常见的储奶容器是储奶袋和储奶瓶。

1. 储奶袋

储奶袋是上班族妈妈们比较常见的选择,常见的储奶袋是一次性使用的。妈妈们在选择时,可以根据乳量和宝宝胃口的大小综合考虑,选择不同型号的储奶袋。

储奶袋的优点:

(1)双拉链保护和双层袋体设计,不漏奶。

(2)热封边缝,可避免撕裂、爆裂或破裂。

(3)袋体可直立亦可平放,储奶更便捷。

(4)使用收纳保存袋可确保储奶袋干净整齐。

(5)不含双酚A(BPA)。

(6)可以长时间冷冻保存。

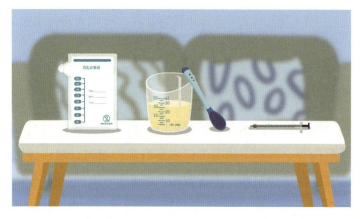

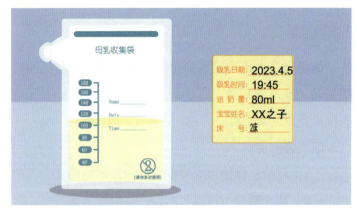

注意事项：

（1）如果条件允许，可以选择有吸乳器螺纹接口的储奶袋，防止母乳二次倒入储奶袋造成污染。

（2）储存前排空储奶袋内的空气。

（3）储奶袋不便于清洁，不可循环使用。

（4）母乳最多装至储奶袋容量的2/3，以免冷冻胀裂。

（5）尽量避免挤压。

2. 储奶瓶

母乳没有冷冻保存的要求时，可以选择使用储奶瓶冷藏保存。市面上售卖的储奶瓶有多种材质，建议使用玻璃或聚丙烯材质（不含双酚A）的容器，不推荐乙稀和不锈钢材质。

储奶瓶的优点：

（1）储奶瓶在收集母乳时使用便捷，尤其初乳较少时，使用储奶瓶比储奶袋更便于收集母乳。

（2）最大限度降低对倾倒的需求，储奶瓶是适用于吸乳、储存、冷藏和哺喂母乳的容器，喂养时可以直接加热，使用奶嘴进行喂养，减少污染的可能。

（3）使用洗碗机和微波炉即可清洁。

（4）持久耐用，跌落时不会出现裂纹或掉落碎片。

注意事项：

（1）储奶瓶可放于冰箱冷藏保存母乳，保质期较短。

（2）储奶瓶使用前后消毒的时候要清洁消毒到位，避免有细菌残留。

妈妈们收集母乳后，切记标注好收集母乳的日期和时间，避免使用过期母乳。根据宝宝每次喂养的量决定每个容器储奶的量，以便母乳的充分利用。

第四节　储存母乳选择冷藏还是冷冻？

很多妈妈疑惑收集好的母乳究竟应该冷藏保存还是

冷冻保存，事实上这需要根据实际情况进行判断。

冷藏指母乳保存在0℃—4℃环境下，冷冻指母乳保存在–18℃环境下。目前研究显示，冰冻对母乳的营养成分没有显著影响，但是母乳中的脂肪含量和抗氧化物质的活性会有所降低，同时影响母乳中的活细胞，如免疫细胞、干细胞和益生菌等。因此，母乳喂养的优先顺序是直接哺乳优于吸出的新鲜母乳，吸出的新鲜母乳优于冷藏母乳，冷藏母乳优于冷冻母乳。

如果无法直接哺乳或无法喂养宝宝吸出的新鲜母乳，在能确保转运温度维持在0℃—4℃、每日送奶12次的情况下，或在72小时内确保使用的母乳，可以选择冷藏。而没有条件每日送奶，或收集后72小时内不使用，应立即冰冻储存。母乳存放在冰箱里应当注意以下几点：

1. 储奶容器的密闭性

储存母乳的容器建议选择密闭性强的储奶瓶或储奶袋，密闭性差，不仅影响保存时长，还容易进入细菌，很不卫生。此外，在放入冰箱前要确认是否已密封、挤出袋内空气等。

2. 小份储存

将母乳分成小份（60—120ml）储存为宜，便于根据宝宝的食量喂食，避免造成浪费。

3. 预留膨胀空间

冷冻的母乳不应盛装过满，建议不超过储奶容量的2/3，留出一部分膨胀空间，以防容器胀破。

4. 做好时间记录

母乳放进冰箱时，切记贴上标签，标注好吸出的日期和时间，避免使用过期母乳。

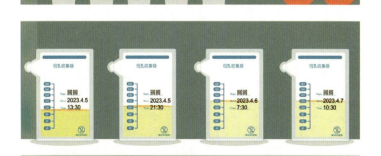

5. 储存方法

根据需求放入冰箱冷藏或冷冻，按照母乳吸出时间先后顺序从外往里竖立存放，以便取的时候先取较早到期的母乳。

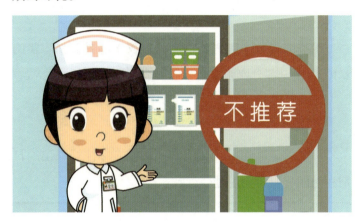

6. 保持恒温

冷藏母乳时，保持温度恒定，避免随意调节温度，避免将母乳放在冰箱门口，因为开关冰箱门易引起温度发生变化，影响母乳质量。

7. 注意储存环境卫生

存放母乳的冰箱需提前清洁,建议使用独立空间储存母乳,避免与其他物品混放(尤其不建议和生肉存放在一起),以免污染母乳。

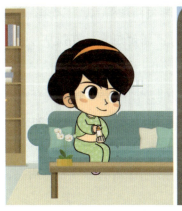
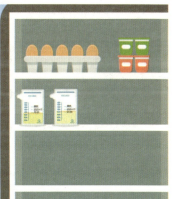

第五节　早产儿妈妈母乳的最佳存放时间

母乳是妈妈为宝宝量身打造的最理想的食物。可妈妈们也难免会遇到各种影响亲喂的事情:母乳太多,宝宝吃不完;产假休好,妈妈要上班;宝宝生病住院,妈妈见不到……这些突发的或偶发的事情,让妈妈们不得不面临母乳存放的问题。

（1）家庭中使用妈妈自己的乳汁，总体原则为保持储乳相关容器清洁，及时冷藏和尽早使用。

（2）家庭中的冰箱需配备温度计，定期清洁。

（3）母乳冰冻温度及保存时间：冰冻母乳在≤-18℃环境下保存3个月，母乳中的SIgA、免疫球蛋白G（IgG）、C3、溶菌酶、乳铁蛋白和营养素不受影响。

（4）新鲜母乳室温保存：新鲜母乳在16℃—29℃环境下，4小时内是安全的，细菌滋生很少。

（5）母乳冷藏温度及保存时间：新鲜母乳储存在4℃环境下，24小时内使用最佳，72小时内使用可接受。

（6）解冻母乳的储存：母乳一旦解冻，需立即放入4℃冷藏室储存，24小时内使用。解冻后的母乳若未用完，不可重复冷冻使用。

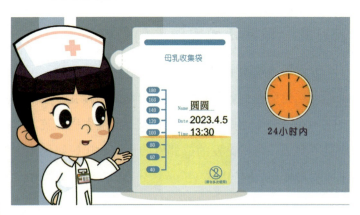

不同温度下母乳保存时间

储存环境	储存温度	推荐最长储存时间
室内	16℃—29℃	<4小时
冷藏	≤4℃	<24小时最佳,72小时内可接受
冷冻	≤-18℃	<3个月
解冻奶	≤4℃	<24小时

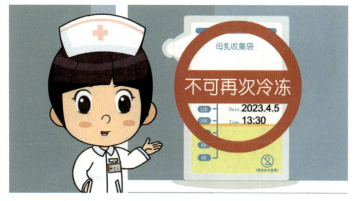

第六节　母婴分离期间如何给宝宝送奶？

为了让母婴分离期间的早产儿能安全地获得珍贵的母乳，送奶过程中需要注意什么？

1. 转运母乳的储奶容器

不论是哪种储奶袋或储奶瓶，都必须选择正规厂家且密闭性良好的产品。容器外应标注妈妈姓名、宝宝床号、住院号、采集日期及时间和乳量。产后前几天的初乳量很少，推荐使用初乳收集瓶，最大限度避免浪费。此外应避免使用含化学物质双酚A（BPA）的储奶容器，因

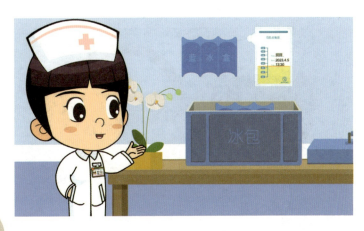

为它在加热时会进入乳汁,对婴儿的健康造成不良影响。

2. 转运母乳过程中的注意事项

全程采用冷链转运,母乳保存在温度< 4℃的环境下。转运母乳时建议使用绝缘性好、有冰袋的冷藏包袋或冷藏箱,内置冰袋保持低温。波浪蓝冰为首选,因为波浪蓝冰有更良好的冷链性能,且波浪设计能更好地将储奶容器嵌入其中,防止储奶瓶、储奶袋被挤压,导致破碎或倾洒。不推荐使用普通冰块保温储存,因为普通冰块容易融化。可使用干净的毛巾填塞母乳容器间的空隙,以此延长母乳冷链状态时间。

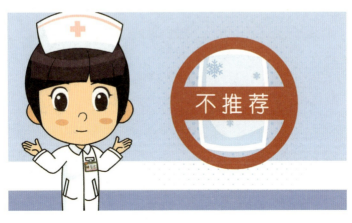

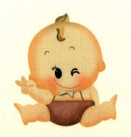

第四章

母乳使用

——如何正确使用储存的母乳?

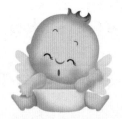

第一节　如何正确解冻储存在冰箱里的母乳？

有些妈妈为了应对早产儿的喂养问题，储存了很多母乳。那么冰冻储存的母乳应该如何解冻给宝宝喝呢？

1. 解冻的方法

（1）冷藏室解冻（首选）：提前24小时，将冷冻母乳从冷冻室放入冷藏室，预留充分的解冻时间，这样的方式母乳中脂肪的流失是最少的。

（2）流水解冻：将冷冻的储奶袋放在流动水下解冻。使用此方法时，应确保封口密闭。

（3）水浴解冻：准备37℃的温水进行水浴加热，水位不可超过容器口部，以防外部水渗入。整个解冻过程不超过15分钟，切忌直接放在沸水中，避免破坏母乳的营养成分。

注意：在冷藏室缓慢化冻比在水浴中解冻，脂肪损耗要少。

2. 解冻母乳的储存

冷藏条件（4℃）可保存24小时。冷冻母乳一旦放于室温下，抑制细菌生长的能力减弱，特别是解冻24小时后，因此母乳一旦解冻，需立即放入4℃冷藏室储存。

3. 解冻要求

母乳需要充分解冻，冰水混合的母乳在配置中易出现容量不准确的情况。解冻母乳不可再冰冻。

第二节 如何正确加热母乳？

冷藏或解冻过的母乳，加热常常采用隔水加热和温奶器加热这两种方法。

1. 隔水加热法

将解冻的母乳放入储奶袋中，再将储奶袋放入容器中，加入适量温水，水温维持在37℃—40℃，加热时间≤15分钟。在加热过程中，可适当摇晃容器，使母乳受热均匀,同时也可使母乳中的脂肪混合均匀。在加热完成后,用干净的布将储奶袋外的水渍擦干净。

2. 温奶器加热

把温奶器的温度设定在37℃—40℃,水浴加热母乳。这种方式温奶,温度更容易掌握。

3. 注意事项

(1)加热禁忌:不可使用沸水、微波炉或明火对母乳进行加热。

(2)喂母乳前测温:加热后的母乳需轻轻晃动奶瓶摇匀,然后滴在手腕内侧测试温度,确保温度适宜后再给宝宝饮用。

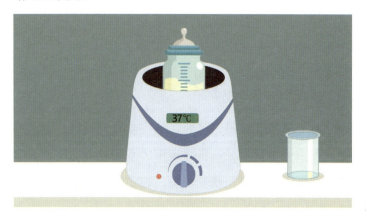

（3）剩余母乳处理：对于加热后没喝完的母乳，不能再次冷冻或加热，应该丢弃，以避免细菌滋生影响宝宝健康。

（4）母乳分层：冷藏母乳出现分层现象是正常的，只需在宝宝喝之前轻轻摇匀即可。但如果发现冷藏母乳出现异味或有沉淀，则可能是变质了，应立即丢弃。

第三节 母乳强化剂是什么？

1. 母乳强化剂的概念

一种专为早产儿设计的母乳营养补充剂，其中包含了钙、蛋白质、维生素、磷元素等多种营养素，这种添加剂的目的是弥补母乳中营养素成分的不足，以满足早产儿特殊的营养需求。

2. 母乳强化剂的好处

对于早产儿来说，可能面临生长发育迟缓、血清免疫球蛋白合成量不足、机体免疫力水平减弱、甲状腺生理功能低下等情况。研究表明，科学的母乳喂养对早产

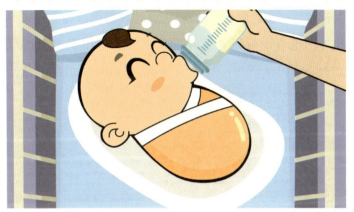

儿的生长发育至关重要。母乳强化剂在母乳喂养过程中，以科学的配比应用，可提高母乳中部分营养素的含量及能量密度，从而满足早产儿的生长发育需求。

第四节 什么情况下需要添加母乳强化剂？

所有的早产儿都需要添加母乳强化剂吗？

1. 国外适用人群

并不是所有早产儿都需要添加母乳强化剂。国外研究表明，出生体重 < 1500g 的极低/超低出生体重儿，由于其营养储备更少、消化系统更不成熟、并发症较多、

生长发育迟缓的发生率较高,因此建议使用母乳强化剂。此外,也有少数研究推荐母乳强化剂应用于出生体重＜1800g的早产儿。但对于其他体重和健康的早产儿,添加母乳强化剂并非必需。

2. 国内适用人群

基于我国早产儿肠内外营养支持不足、生长发育迟缓的发生率较高的现状,确实有一部分早产儿亦可能存在较严重的出生后早期生长落后的问题。针对这部分宝宝,国内专家推荐,如果出生体重＜1800g,可以使用母乳强化剂补充营养。但是,需要注意的是,并不是所有的早产儿都需要添加母乳强化剂。对于宫外生长发育

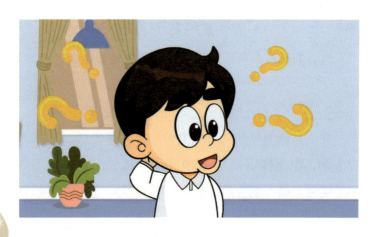

迟缓、尚未完成追赶性生长的小于胎龄早产儿、因疾病状况限制液体入量的早产儿，以及出院后早期生长落后的早产儿，需个体化评估体格生长或生化指标，并在医务人员指导及监测下才能使用母乳强化剂。因此，医生会根据每个宝宝的具体情况来决定是否需要使用母乳强化剂。

第五节 母乳强化剂怎么添加？

1. 添加时机

对于有母乳强化剂使用指征的早产儿，国内专家建议在母乳喂养量达 50—80ml/（kg·d）时开始添加母乳强化剂。出生早期不具备母乳强化剂使用指征的早产儿，如后期出现生长落后或因疾病限制液体入量而需要使用相对高能量密度喂养物时，可在医生指导下择时使用。

2. 添加注意事项

（1）母乳强化剂只能加入母乳中使用，添加含多种成分的母乳强化剂后，母乳渗透压增加，为保证母乳强化剂使用的安全性,常规需按产品的使用说明进行。

(2)一般情况下母乳强化从半量强化开始,3—5天内应达到标准的足量强化。如果早产儿对母乳强化剂耐受性差,可适当延长到足量强化,医生每天根据宝宝的喂养情况进行评估。

(3)母乳强化剂的用量需遵医嘱,精准添加计量,添加时建议使用注射器、量杯及克级秤等准确称量。

(4)医院内添加母乳强化剂需按无菌操作原则在配奶间进行,家庭中添加则需遵循清洁操作原则。

(5)使用前需充分将母乳强化剂溶解,可通过轻微摇动的方法将强化剂与母乳混匀,建议使用母乳强化剂时现配现用。

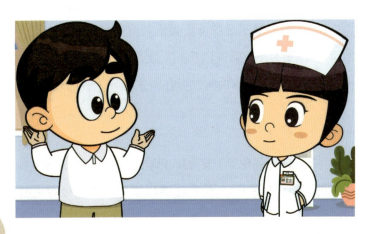

第五章

家庭参与

——为什么要做好早产儿的家庭参与照护?

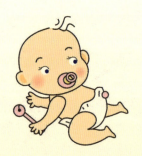

第五章 家庭参与——为什么要做好早产儿的家庭参与照护？

第一节 什么是家庭参与照护？

家庭参与照护（Family Integrated Care，FICare）是一种专门针对早产儿的照护模式。在此模式下，新生儿专科护士将指导早产儿家长，允许其进入新生儿重症监护室，积极参与早产儿住院期间的非医疗性常规生活护理，如喂养、保暖、沐浴、脐部护理、臀部护理等，早产儿家长还可参与医疗护理查房，参与医疗决策。该模式重视家庭成员共同参与，旨在教会家长如何妥善照顾

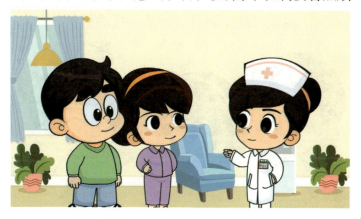

早产儿,加快早产儿的康复进度,将专业的新生儿居家护理从医院延伸到家庭,更为早产儿出院后家长顺利过渡到居家护理奠定基础。

第二节 为什么早产儿更需要家庭参与照护?

与足月儿相比,早产儿在母体中发育时间较短,因此出生后其组织器官可能尚未完全发育,功能也可能不够健全,免疫力也较低下。这些因素可能导致早产儿后期出现各种并发症,给家庭带来沉重的负担。研究已证实,家庭参与照护能为早产儿及其家庭带来诸多好处。

1. 有利于早产儿生长发育

早产儿的大脑发育相对不成熟,生长发育较为滞后。

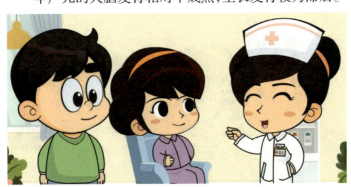

为了促进早产儿的体重增长和神经行为发育，家庭参与照护被广泛应用于临床护理中。通过指导家长进行袋鼠式护理和皮肤接触等非医疗性护理，让宝宝更具舒适感和安全感，减少哭闹和能量消耗；在实施家庭参与照护的过程中，家长的陪伴和抚摸等良性刺激也对宝宝的生长发育具有重要作用；家长与早产儿交流互动，能够更好地满足宝宝的需求，提高宝宝的免疫力，尽快建立母乳喂养，促进稳定的体重增长，减少并发症的发生，减少住院天数和住院费用。总之，家庭参与照护在早产儿的生长发育中发挥着重要作用。通过家长的积极参与和配合，可以提高早产儿的生存质量，为早产儿的健康成长奠定良好的基础。

2. 有效促进早产儿母乳喂养

家庭参与照护对促进早产儿母乳喂养具有积极的影响。母乳是婴儿最理想的食物，但对于一出生就被迫与妈妈分离的早产儿来说，母乳喂养往往是一大挑战。然而，通过家庭参与照护，妈妈们有机会进入新生儿重症监护室，并在医护人员的专业指导下与宝宝进行皮肤接触，直接进行母乳喂养。这种模式不仅能让宝宝通过吸

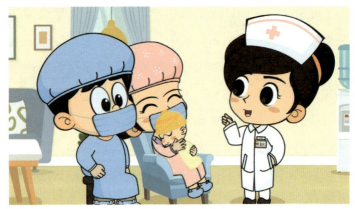

吮妈妈乳房促进催产素的分泌,进而有效地促进乳汁分泌,还可以通过妈妈的声音刺激宝宝提高经口喂养率、增加喂乳量以及母乳喂养成功率,为早产儿的健康成长提供有力支持。

3. 有助于降低出院后早产儿的再入院率

早产儿的身体机能发育尚未完善,如果家长缺乏相应的护理知识与技能,可能会导致出院后喂养和照护不当,从而增加宝宝腹泻、患感染性疾病甚至再入院的风险。而通过家庭参与照护,医护人员可以为家长提供专业的指导和建议,增强其新生儿照护知识与技能,有效降低早产儿的患病率及再入院率。

4. 有助于提高家长的照护技能

不同于传统的早产儿护理模式,家庭参与照护鼓励家长直接参与到宝宝的护理过程中,如换尿布、沐浴、脐部护理、母乳喂养等。在医护人员的专业指导下,家长不仅能学习早产儿照护的相关理论知识,还能掌握实际操作技能。这种照护模式使家长从单纯的旁观者转变为直接参与者和照护者。通过家庭参与照护,家长能够纠正过去不正确的育儿理念,提升整体照护能力,从而更自信地为宝宝提供更专业、更科学的照护。

5. 有利于尽快进入父母角色

早产儿突然降临,让许多新手父母措手不及,他们

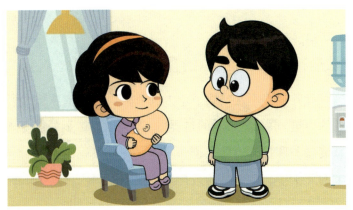

可能缺乏必要的护理知识和实践经验,照顾宝宝的信心及能力也明显不足。家庭参与照护鼓励父母积极参与早产儿非医疗性日常护理,为将来其出院后的居家护理奠定坚实的基础,还能帮助父母在实践中逐渐提升照护能力。在这个过程中,通过医护人员的鼓励和肯定,让父母更加自信地面对照护早产儿的挑战,可以有效缩短他们适应新角色的时间。

6. 有效缓解家长负性情绪

家庭参与照护允许家长进入新生儿重症监护室,亲自为宝宝提供母乳喂养、皮肤接触、袋鼠式护理等全方位照护。这种模式不仅可以减少家长与宝宝分离带来的不安和焦虑,也能增强他们在育儿过程中的信心。

第三节 母乳喂养的重担不该妈妈一人担

母乳喂养不是妈妈一个人的责任,而需依靠整个家庭的力量。在母乳喂养的过程中,家人的支持至关重要。家庭参与照护,倡导爸爸和其他家庭成员积极参与到宝宝的照护中,特别是为进行母乳喂养的妈妈提供更多的理解和支持。

（1）饮食方面不仅要考虑食物的营养价值，更需关注哺乳期妈妈的喜好与口味。选择食物时，应尽量满足妈妈的口味，让她在享受美食的同时也能保证营养的摄入。

（2）家庭成员应及时承担起给宝宝拍嗝、清洗奶具、储存母乳等任务，让妈妈有更多的休息时间。多与哺乳

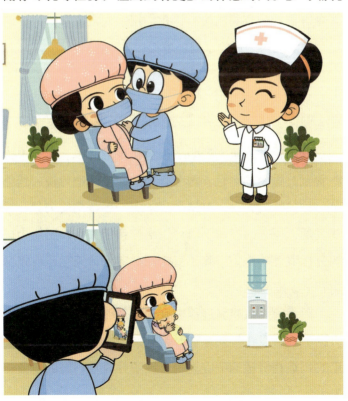

期妈妈聊天谈心,帮助她缓解精神上的焦虑与压抑,让她感受到家人的关爱和支持。

(3)鼓励所有家庭成员学习相关育儿知识。当宝宝出现问题时,家庭成员可以与妈妈一起解决问题。这样不仅能分担妈妈的喂养压力,也可以更好地去理解妈妈、了解孩子。通过家庭成员的共同努力和支持,母乳喂养将变得更加顺利和愉快。让我们携手为宝宝和妈妈创造一个充满爱与关怀的家庭环境吧!

第四节 爸爸的角色原来这么重要

越来越多的研究表明,爸爸在孩子的成长过程中扮演着至关重要的角色。著名心理学家格尔迪曾说:爸爸是一种独特的存在,对培养孩子有一种特别的力量。在哺乳期,爸爸的参与不仅可以增进亲子关系,还能为妈妈分担喂养的压力。除了直接面对宝宝,爸爸还应该努力营造家庭和谐氛围。

新手爸爸在哺乳过程中有着诸多可以发挥作用的地方:不仅可以在妈妈亲喂时为她准备好舒适的靠垫,辅助妈妈选择舒适的喂养姿势,理解并尊重妈妈的辛劳;

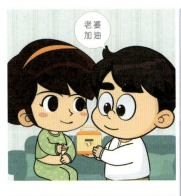
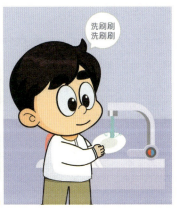

也可以与妈妈一起探索，尝试不同的方式，以找到适合家庭的睡眠模式和方式；此外，还需要控制亲朋好友的来访时间，确保妈妈有足够的休息时间，充分的睡眠与休息能促进妈妈泌乳；在哺乳过程中，爸爸应给予妈妈足够的心理支持，尊重妈妈的意见和选择，关注妈妈的情绪变化，和妈妈共同分担哺乳的压力与焦虑；在照顾宝宝的过程中，爸爸应该发挥自己的长项、提升自己的能力，包括为宝宝洗澡、讲睡前故事、飞机抱等。

第五节　每一个妈妈都可以是母乳喂养的促进者

越来越多的研究表明，同伴支持对母乳喂养非常重要。在同伴支持中，有一群热心的妈妈，她们拥有成功的母乳喂养经验，并愿意分享自己的知识和经验。她们愿意与那些希望进行母乳喂养的妈妈们进行一对一面谈或电话交流，同时尊重母乳喂养妈妈的隐私；帮助进行母乳喂养的妈妈设定泌乳目标，使其在哺乳过程中更有信心和动力。

当早产儿进入新生儿重症监护室后，家庭参与照护鼓励同伴支持，支持早产儿家长向具有成功母乳喂养经验的早产儿家长进行同伴咨询。支持者可以了解早产儿身体状况及家庭情况，向早产儿妈妈强调母乳的重要性，鼓励其为宝宝提供母乳，指导妈妈采集母乳的技巧等。此外，陪伴早产儿妈妈进行袋鼠式护理和床旁哺乳等活动，与妈妈保持联系，随时解答其疑惑。支持者不仅可以用自身的经历为早产儿妈妈提供母乳喂养相关的专业知识，还可以帮助妈妈们解决早产儿住院期间的心理问题。其实每一位家长都有潜力成为同伴支持志愿者，每一位妈妈都可以成为母乳喂养的促进者，通过分享自己的知识和经验，为其他妈妈提供宝贵的支持和帮助，共同推动母乳喂养的成功。

第六章

亲喂磨合

——如何顺利过渡到亲喂的最佳状态?

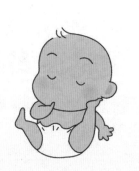

第六章 亲喂磨合——如何顺利过渡到亲喂的最佳状态？

第一节 为什么要从袋鼠式护理开始？

宝宝从新生儿重症监护室出院后如何从瓶喂母乳顺利过渡到亲喂？袋鼠式护理（Kangaroo Mother Care，KMC）已被证实是一种降低早产儿和低出生体重儿死亡率及并发症发生率的有效干预措施，是一种为早产儿和低出生体重儿提供的持续与父母胸部皮肤对皮肤的接触，并尽可能进行母乳喂养的护理方法。袋鼠式护理的实施对早产儿的神经系统发育、睡眠、母乳摄入量等方面均有积极影响，也可减轻早产儿妈妈的焦虑情绪。

1. 袋鼠式护理介绍

袋鼠式护理是将早产儿竖立或倾斜地俯卧在妈妈或爸爸的前胸进行皮肤接触的护理方式，为早产儿提供所需的温度及安全感。

2. 袋鼠式护理的意义

（1）对妈妈的影响：减少早产儿妈妈焦虑和抑郁情绪，促进母婴依恋。

（2）对宝宝的影响：减少早产儿低体温的发生，稳定早产儿心率和呼吸，减少呼吸暂停的发生，提高纯母乳喂养率，降低低血糖发生率，减轻早产儿疼痛，促进早产儿体重增加和身长增长。

3. 袋鼠式护理前的准备工作

（1）环境准备：选择安静、安全、温暖、隐秘的空间。

（2）物资准备：单人间或屏风、床或躺椅、监护设备、帽子、毛毯。

（3）家长准备：推荐妈妈或爸爸实施袋鼠式护理。穿着前开可包裹新生儿的衣服，不戴文胸，正确洗手。

（4）宝宝准备：生命体征平稳的早产儿或低出生体重儿方可实施袋鼠式护理。

4. 袋鼠式护理具体实施过程

实施袋鼠式护理前可以向妈妈或爸爸做好相关指导，

以减少焦虑情绪；首次进行时可适当缩短时间至30分钟，让早产儿和实施者能有彼此适应的过程，若过程顺利，可延长实施时间至1—2小时。

（1）保持环境安静，调整室温至24℃—26℃，避免通风口处，实施过程中可选择播放轻音乐。

（2）协助实施者调整至舒适半躺姿势，身体保持60°，并将上衣敞开，露出前胸。

（3）脱去宝宝的衣物，只穿纸尿裤，将宝宝置于实施者前胸，其膝关节自然屈曲呈"青蛙"体位，宝宝的手臂屈曲放置在身体两侧，或放置在实施者的前胸，宝宝头部转向一侧，保持呼吸道通畅，也便于观察面色及病情的变化。

（4）实施者一只手托住宝宝臀部，防止下滑；一只手托住宝宝颈后部，允许宝宝头部能够后仰，并用小毛毯覆盖进行保暖。

（5）当宝宝在妈妈怀中出现觅食反射时，可尝试亲喂。

（6）实施者可在袋鼠式护理过程中与早产儿低声语言交流，促进早产儿与爸爸妈妈之间的感情。

（7）袋鼠式护理过程中医护人员应给予父母情感支持，增强其继续袋鼠式护理的信心，鼓励其出院后继续

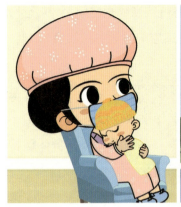
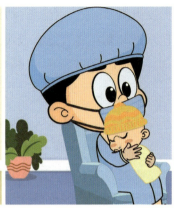

实施家庭袋鼠式护理。

5. 袋鼠式护理的注意事项

由于早产儿免疫功能较弱,因而在实施袋鼠式护理时应从方方面面做好保护措施。

(1)实施者应身体健康,若有呼吸道症状、皮肤感染、发热等情况,应暂停袋鼠式护理或由身体健康的家庭成员代替。

(2)实施过程中密切监测早产儿的生命体征,若发现宝宝面色改变、呼吸异常、频发呼吸暂停等异常现象,应立即暂停袋鼠式护理,以保证宝宝安全。

第二节 适合早产儿的哺乳姿势有哪些?

早产儿由于发育不成熟、肌张力较低,外加吸吮力不足,含接不住乳头,常常在喂养过程中表现出吸吮-吞咽-呼吸不协调,这让其在经口母乳喂养方面面临不少挑战,因而选择适合早产儿的哺乳姿势变得尤为重要。

1. 适合早产儿的哺乳姿势

(1)橄榄球式(Football Hold):妈妈需要利用枕头或软垫把宝宝垫高,使宝宝与乳头在同一水平线上,将宝宝像抱橄榄球似的抱于一侧腋下,妈妈的同侧手掌和手肘托住宝宝的头、颈、肩部,宝宝背部顺势躺在妈妈的前臂上。该姿势左臂抱起时喂左侧乳房,右臂抱起时喂右侧乳房。

(2)交叉式(Cross-cradle Hold):妈妈坐在椅子或床上,背部放置软枕给予支撑,身体稍向后倾斜。宝宝横向抱于怀里,妈妈手掌和手肘托着宝宝的头、颈、肩部,抱托宝宝吸吮对侧乳房。此时可以使用软枕或靠垫给宝宝背部足够的支撑,而妈妈的另一只手可以"U"

形托举乳房协助宝宝含接。该姿势左臂抱起时喂右侧乳房，右臂抱起时喂左侧乳房。该姿势可以协助妈妈更好地引导宝宝含接乳头。

（3）半躺式（Laid-back Hold）：妈妈在床上或沙发上找到舒适的位置半躺下来，背部和腰部使用软枕给予支撑。宝宝完全趴在妈妈的身上，这样有利于激发宝宝的本能反应。妈妈双手轻轻地抱住宝宝的背部和臀部提供支撑，让宝宝的脸对准乳房，协助宝宝找到乳头并开始吸吮。该姿势可以提供宝宝头部和颈部自由活动的空间，寻找最舒适的哺乳位置。

（4）摇篮式（Cradle Hold）：妈妈坐在椅子上，背部靠于椅背并垫软枕予以支撑。妈妈腿部自然垂下，双脚置于地面，如果椅子或沙发较高，可以准备踩脚凳。宝宝横抱，头部枕于妈妈臂弯处，前臂托住宝宝的背脊，手掌支撑宝宝的臀部，保持身体正对妈妈。另一只手可以挤压乳房，帮助宝宝吸吮。该姿势左臂抱起时喂左侧乳房，右臂抱起时喂右侧乳房。

2. 推荐早产儿的哺乳姿势

鉴于早产儿的生理特点，交叉式、摇篮式和橄榄球式是最实用的早产儿哺乳姿势,其次是半躺式。但无论选择哪种姿势,都要考虑到妈妈的习惯和喜好,在指导哺乳姿势过程中,应该帮助妈妈调整、尝试和练习,而不是代替她。

早产儿的哺乳姿势中,妈妈的手臂都需要抱住宝宝的躯干,紧靠自己的身体。由于早产儿头部比例较大,而颈部肌肉一般较弱,张力不足,喂养时请务必注意保持宝宝的头、颈、肩呈一直线,同时胳膊和腿弯曲,以便宝宝更好地含接乳房。

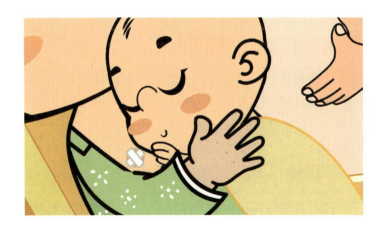

第三节 如何帮助早产儿正确地含接乳房？

早产儿由于各系统发育不完善，出生后易发生吞咽困难、感染、呼吸困难等问题，其中吞咽困难是出院后母乳喂养面临的挑战之一。

协调的吸吮－吞咽－呼吸是早产儿开始经口母乳喂养的必要条件，而吸吮－吞咽－呼吸协调性与婴儿成熟度密切相关。在出现协调的吸吮－吞咽－呼吸之前，早产儿通常表现为多次连续的吸吮－吞咽之后需要暂停休息以调整呼吸，增加血液中氧饱和度。如果此时宝宝不但没有呼吸，且口唇逐渐发紫，妈妈应及时移开乳头，让宝宝调整呼吸，待其面色、口唇转红后再继续喂养。大约34周胎龄时，吸吮－吞咽－呼吸就可以达到协调，早产儿可以尝试开始经口母乳喂养了。

1. 如何判断早产儿是否具备经口喂养的吸吮力？

检查者需修剪指甲并洗净双手，有条件的话可以准备一副干净的手套。首先伸出食指置于宝宝的双唇给予外部刺激。当宝宝张开嘴时，继续用食指轻轻触碰舌尖，观察宝宝是否会将手指吸入口腔开始吸吮。一般情况下，宝宝的舌前部会包裹住手指，并在舌后部和下颚的共同作用下形成负压，形成有牵拉感且规律的吸吮力。

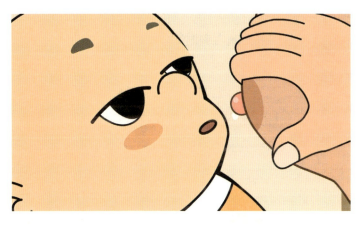

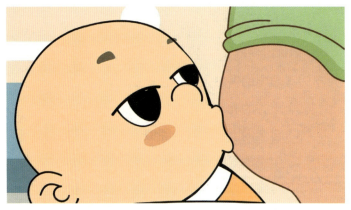

2. 如何引导早产儿正确含接乳房?

舒适的哺乳姿势是宝宝正确含接乳房的前提,正确的含接姿势能减少妈妈乳头的损伤,提升喂养体验,是乳汁有效转移和延长喂养时间的关键。

当妈妈准备喂养时,可以先让宝宝面向乳头,一手托住乳房,并挤出少许乳汁,轻轻触碰宝宝的上嘴唇,通过嗅觉和触觉来刺激宝宝引发觅食反射。当宝宝张大嘴巴时,顺势将乳头和大部分乳晕送入宝宝口中。当乳头送至宝宝口腔内靠后位置(即硬腭后部靠近软腭交界处),此时吸吮对乳头的作用力最小。

3. 如何判断宝宝是否正确含接乳房?

我们可以通过观察法辅助判断宝宝是否正确含接:

(1)宝宝的嘴巴张大,含接了乳头和大部分乳晕;

(2)上方的乳晕露出面积比下方多;

(3)宝宝的上下嘴唇外翻似"鱼嘴"状;

(4)宝宝的下巴紧贴乳房;

(5)宝宝的鼻子可以自由呼吸;

(6)宝宝吸吮时口腔密闭完好;

（7）宝宝吸吮时妈妈感到舒适，而非难忍的疼痛。

早产儿肌张力偏弱，喂养时家长需要花费更多的时间和耐心，但请相信自己和宝宝，每一次的尝试都不会白费，都是为成功母乳喂养奠定基础。

第四节 什么情况下推荐使用乳盾？

乳盾也被称为乳头保护罩，是一种可以覆盖在乳头上的薄硅胶套。它利用硅胶柔软有弹性的特点，达到保护乳头的作用。那么什么时候应该使用乳盾呢？

妈妈们请注意，无论什么样子的乳头，什么样的情况，首先应尝试让宝宝自己吸吮，如果确实困难重重，且经过专业人士评估，的确需要使用乳盾短期内进行过渡，方可使用乳盾。

1. 什么样的情况下需要使用乳盾进行短期过渡?

（1）乳头凹陷：乳头凹陷的妈妈在哺乳时乳头不能刺激到宝宝引起吸吮反射的硬软腭交界部位，往往会导致母乳喂养失败。乳盾可以帮助宝宝有效含接和吸吮，同时，含接后有力吸吮所产生的负压也会使乳头凸出，纠正乳头凹陷。

（2）乳头疼痛：一般妈妈在哺乳过程中出现乳头疼痛，应先检查哺乳姿势和含接姿势是否正确。乳盾可以保护乳头减轻疼痛，但正确的哺乳姿势和含接姿势是预防乳头疼痛的根本方法。

（3）早产儿：早产儿由于发育不完全，在吸吮能力或喂养持续时间上表现较弱，乳盾的使用可以帮助早产儿含接，减少在吸吮暂停后的呼吸期宝宝从妈妈乳房上脱离的概率。

（4）舌系带短：当舌系带短时，宝宝无法正常含接乳房，导致乳头无法到达软硬腭交界处刺激吸吮，进而影响母乳喂养。这种情况可尝试使用乳盾，因其前端可到达软硬腭交界处，宝宝即使无法正常含接，还是可以得到适当刺激，产生吸吮动作。

2. 如何选择适合自己的乳盾呢？

（1）在材质上：乳盾存在感越低越好，一般选择薄软的硅胶材质，可减少对宝宝和妈妈亲密接触感的影响，也不影响宝宝吸吮时挤压乳晕的标准动作；乳盾裙边是宝宝嘴唇接触的地方，更薄更软的裙边易于宝宝接受；

凸起的乳头含接部分略硬略长，一方面是为了宝宝能更好地含接，另一方面可以避免宝宝乳头混淆给后续的母乳亲喂带来困扰。

（2）在形状上：通常选择有曲线弧度设计的乳盾，即选择有"缺口"的乳盾，在哺乳时宝宝鼻子对着"缺口"处，能够一边闻着妈妈的气味一边吸吮，使宝宝感到熟悉和温暖。

（3）在尺寸上：乳盾的大小需根据自身乳头大小选择，一般女性乳头直径为0.8—1.5cm，高出乳晕平面1.5—2cm，乳盾尺寸选择的原则是妈妈感觉舒适的最小型号。妈妈们在选择乳盾时，先量一量自己乳头的直径，再选择大小合适的乳盾，一般戴好乳盾后，乳头周边能空出2mm的空间为宜，如果乳盾选择过大或过小，都会损伤乳头。

3. 如何正确佩戴乳盾？

（1）洗：每次使用前消毒乳盾，消毒方法遵从产品说明书。一般推荐使用温水及奶瓶清洗剂来清洗。使用温水清洗，一方面温水湿润乳盾边缘可以使其更加贴近乳房，更容易操作；另一方面，有温度的乳头更像妈妈的身体，宝宝容易接受。部分乳盾可在沸水中煮2—3分钟或用蒸汽消毒，具体根据产品说明书。消毒后放于干净毛巾或纸巾晾干，待用。

（2）翻：在佩戴前将护罩翻转过来，乳头部分也要翻出，以便乳头能够更接近护罩的前端，使乳头部分保持原状。

（3）戴：戴的过程中注意把缺口朝向宝宝鼻子要对着的方向，再端端正正套上去，让乳头上下左右都居中，一一把刚才翻开的部分按原样展开。

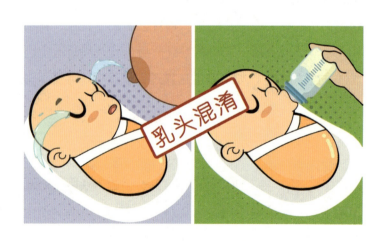

第五节 早产儿吸吮力弱,我们该如何提供帮助?

早产儿与足月儿相比,吸吮力较弱,吸吮持续时间短,吸吮速率较慢,舌运动不成熟容易导致吸吮-吞咽功能障碍。看着宝宝吸乳费力却又吸不到的样子,让人又着急又心疼,有些妈妈可能就会放弃母乳亲喂。然而吸吮能力会随着宝宝月龄的增长而加强,也能够通过训练得到提高。所以不要轻易让瓶喂妨碍宝宝吸吮能力的提升,妈妈们在家就可以尝试采用一些方法来帮助宝宝。

1.调整含接姿势和口腔支持

早产儿容易发生口腔封闭,奶嘴不严和下颌运动幅度过大、不连续、不规律,因此不能产生充足的压力和形成有效的吸吮。面对这一问题,首先可以调整宝宝的含接姿势,让宝宝的下颌紧贴妈妈乳房,将乳头及大部分乳晕含在口中,而不仅仅是含住乳头;宝宝舌头呈勺状,环绕乳头,通过蠕动将乳头拉长延展,有利于吸吮,并达到最大负压。同时,妈妈在哺乳时可以进行口腔支持,也就是通过向宝宝嘴唇方向压紧面颊帮助吸吮时口唇密闭，托住宝宝下巴帮助支撑稳定下颌，从而协助宝宝更好地吸吮和吞咽。

2. 非营养性乳房吸吮

早产儿喂养过程中容易发生呛咳、误吸、呼吸暂停和血氧饱和度下降。因此可以采取非营养性乳房吸吮，简单来说就是让宝宝吸吮妈妈泵空乳汁的乳房来锻炼吸吮力。妈妈也许不知道，早产儿更喜欢母乳的气味，母乳具有与羊水相似的气味，可使宝宝转向气味源，寻找到乳头，进而诱导吸吮。促使宝宝主动吸吮次数增多、吸吮速率增快、吸吮负压增大、停歇时间缩短，可以增强其吸吮技能和吸吮耐力。非营养性吸吮还可以给早产儿带来多种感官刺激，包括触觉、视觉和感觉，刺激迷走神经，促进早产儿建立有效的吸吮和吞咽模式。

3. 口腔运动刺激感知觉

有研究表明，早产儿口腔运动干预有利于加强宝宝口腔肌肉力量，改善喂养表现，缩短过渡到全口喂养的时间，进一步提高出院后母乳亲喂的成功率。口腔运动并不难，爸爸妈妈在家也可以戴上无菌无粉手套尝试，按摩宝宝的脸颊、嘴唇、牙龈、舌头和上颚,以按压为主。

(1)"C"字形按摩脸颊:将食指放在宝宝鼻翼部,边轻压边将食指向宝宝耳朵方向移动,然后回到下嘴角,每侧脸颊重复做2次,大约30秒。目的是提高面颊部肌肉的运动范围和张力,改善唇部的闭合运动。

(2)按摩嘴唇:将食指放在一侧嘴角处,按嘴唇的弧度从一侧嘴角经嘴唇中央移至另一侧嘴角,再返回来。上下唇各重复1次,大约30秒。目的是提高嘴唇的运动范围和张力,刺激张口运动,提高吸吮能力。

(3)按一按牙龈:将戴无菌手套的小拇指放在宝宝牙龈中央外侧,用恒定持续的力量缓慢轻柔地移向牙龈后方,再从后方缓慢移至中央。上下牙龈各2次,大约30秒。目的是提高舌头的运动范围和张力,刺激吞咽,提高吸吮能力。

(4)推一推舌尖:将戴无菌手套的食指放在舌部一侧边缘,往另一侧方向推,推到中间后再往脸颊方向移动,另一侧做重复动作。每侧各做1次,大约30秒。目的是提高舌头的运动范围和张力,刺激主动吸吮。

(5)压一压舌头和上颚:将戴无菌手套的小拇指放在宝宝硬腭中心,按压3秒再向下按压舌头中部3秒,然后再重复按压硬腭，重复 2 次，大约 15 秒。目的是提高舌头的运动范围和张力，进一步提高吸吮能力。

4. 掌握好喂养时机

因早产儿和足月儿不同，其饥饿信号缺失或不明显，根据早产儿的具体情况可以进行：

（1）按时喂养：根据胃容量，自然哺乳时间给予，例如从每小时喂养一次，逐渐延长至每 2—3 小时喂养一次。

（2）半按需喂养：持续评估宝宝喂养情况给予母乳喂养，长时间休息后唤醒宝宝给予母乳喂养，同时补充额外量以达到医嘱量。

（3）按需喂养：宝宝的行为可以表现出饥饿和满足感，喂养可以基于宝宝的饥饿感暗示进行，切勿等到宝宝哭闹再喂养。

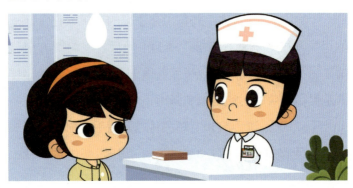

第六节　早产儿母乳喂养需要更多耐心

由于早产儿的发育尚未成熟，其肌张力低下，较难在喂养过程中维持某个姿势，头部活动、屈曲体位、保持中线位和稳定活动都存在困难，因而，早产儿的母乳喂养过程对妈妈而言是一场对耐心和毅力的考验。

1. 肌张力低对母乳喂养的影响

早产儿肌张力低可能会导致吸吮无耐力，影响有效含接，进而导致吸吮无效。这将对母乳喂养的顺利实施提出严峻挑战。

2. 应对技巧

早产儿在喂养过程中容易出现疲劳，吸吮时间较短，不能达成有效吸吮，此时妈妈内心可能会出现挣扎、心疼、自责和无助，但请妈妈千万不要放弃母乳喂养，相反此时需要更多的耐心。哺乳不论对宝宝还是对妈妈来说都是一个不断学习、不断摸索的过程，早产儿的每一个小小进步都需要妈妈的耐心付出。

（1）环境：给早产儿和妈妈营造一个安静、舒适的环境，妈妈可以通过哼歌、轻拍等方式，安抚好宝宝的情绪后再进行哺乳。

（2）哺乳姿势：由于早产儿肌张力低，可以采用交叉式、摇篮式和橄榄球式进行亲喂。一手拖住宝宝的头背部，给予颈部有力支撑，保持其头部在中线位；一手拖住自己的乳房，帮助宝宝进行含接。（具体早产儿哺乳姿势参见本章第二节）

3. 辅助工具使用

乳盾可以帮助早产儿更好地含接乳房。它能在早产儿吸吮暂停时固定住乳头，帮助有效地保持含接。（具体乳盾使用方法参见本章第四节）

4. 情感支持助力母乳喂养

妈妈一定要相信自己，也要相信宝宝，在母乳喂养过程中你们形成了这世上最亲密的关系，带来了无与伦比的幸福感，这是对每一位勇敢选择母乳喂养的妈妈的奖励。早产儿的喂养之路虽然有困难，但是过程中遇到的每一次困难都只是考验我们的小插曲，耐心和信心则是最好的应对武器。

第七节 如何判断宝宝吃饱了？

新手妈妈们关注的首要问题莫过于：我有没有母乳？我的母乳够不够宝宝吃？我的宝宝到底有没有吃饱？

1. 新手妈妈们要避免"臆想宝宝吃不饱"

不要担心宝宝吃不饱，不要担心自己没有足够的乳汁。足月儿出生第1天的胃容量只有5—7ml，相当于弹珠大小。不同胎龄早产儿胃容量各不相同，大多数情况下均小于足月儿胃容量，因此出生后最初几天，少量的初乳能够满足其需求。

2. 如何判断宝宝已吃饱？

应将对"量"本身的具体衡量落实到宝宝是否获得足够乳汁的客观指标上，如宝宝喂养状态、妈妈乳房状态、宝宝小便和大便，以及体重、身长和头围。

（1）宝宝喂养状态：宝宝在母乳喂养时有规律地吞咽，吃完奶后表情满足地松开嘴，精神愉悦或者很快就能睡着,说明宝宝吃饱了。

(2)妈妈乳房状态:比较妈妈哺乳前后乳房的状态。哺乳前,妈妈的乳房有饱胀感,用手挤乳很容易挤出乳汁;哺乳后,乳房明显感觉到有变松软,说明乳汁已充分被宝宝吸到。

(3)宝宝小便:24小时内至少有6—8次小便,尿色不黄,颜色较清,是乳量充足、宝宝吃饱的一种表现。

(4)宝宝大便:每天至少3—5次,呈黄色软膏状,这表明乳量充足,宝宝吃饱了。

(5)宝宝体重、身长和头围:一般认为早产儿出院后营养支持应达到以下要求,但这些数值不是绝对的,具体可以参考生长曲线来判断宝宝的生长发育情况。

——体重增长:矫正月龄 < 3 个月,20—30g/d;3—6 个月,15g/d;6—9 个月,10g/d。妈妈们在称体重的时候要做到"两定",即固定使用同一把秤,宝宝处于同样的状态,比如都是早上睡醒时、哺乳前、脱掉纸尿裤和晚上睡觉前。宝宝的体重并不是很平均地增长的,会受到遗传、月龄、出生体重、性别等种种因素的影响,如果宝宝体重小于均值的 10%,可能是母乳喂养不足。

——身高增长:> 0.8cm/ 周或 ≥ 25 百分位。

——头围增长：矫正月龄 < 3 个月，> 0.5cm/ 周；3—6 个月，> 0.25cm/ 周。

妈妈的乳汁产量与宝宝的生长发育是相匹配的，母乳是宝宝最理想最安全的天然食物，在产后早期做到频繁有效地吸吮、保持良好的心情，随着生理进程，乳汁会慢慢增加，宝宝会得到足够的乳汁供应。

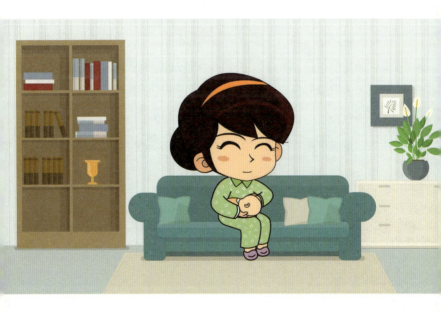

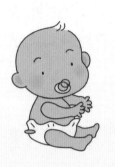

第七章

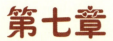

——这些情况下应该如何进行母乳喂养?

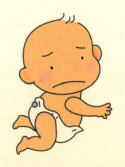

第一节 早产儿手术后应该如何喂养？

母乳对于需要手术的早产儿来说至关重要。接受不同手术后的喂养建议分别是怎么样的呢？

1. 早产儿视网膜病变筛查及治疗时的喂养

早产儿视网膜病变是早产儿和低出生体重宝宝可能面临的一种眼部疾病，由视网膜血管增生引起。在早期（1期和2期），通常不需要紧急治疗，但需要严密观察；当进入3期时，治疗变得尤为关键，因为此时疗效较好，大部分情况下可以避免宝宝失明。

为了进行早产儿视网膜病变筛查，通常需要在检查前1小时给宝宝滴扩瞳眼药水，每10—15分钟重复一次，使瞳孔散大至5—7mm。注意不要在宝宝刚吃完奶后立刻进行筛查，避免宝宝因呕吐引起窒息。筛查结束后，根据宝宝的需求进行正常喂养。

如果宝宝需接受视网膜病全麻激光光凝术治疗,那么术后需要禁食6小时,扩瞳的方式与筛查相同;如果术后宝宝没有出现麻醉的不良反应,那么可以按需进行正常喂养。

2. 胃肠道术后的喂养

为了确保手术的成功恢复,早产儿在术后需要进行胃肠减压。由于早产儿生长发育尚未成熟,且营养状况通常较差,因此术后喂养需要特别小心。当其胃肠减压引流物中不含胆汁,且腹部不胀、正常排便后,就可以开始逐渐进行喂养。喂养初期,可以通过管道给予微量喂养,并密切观察宝宝的耐受情况。

如果宝宝能够耐受,可以逐渐增加乳量,并逐步过渡到经口喂养。母乳是早产儿喂养的最佳食品,母乳中所含的乳铁蛋白不仅有助于小肠黏膜的生长,还能促进机体对铁的吸收。同时,母乳对宝宝肠道发育、修复和成熟也起到重要的作用。因此,对于胃肠道术后的早产儿来说,选择母乳喂养将对其康复产生积极的影响。

3. 先天性心脏病术后的喂养

综合考虑宝宝的心肺功能、合并畸形和吸入性肺炎的风险，来选择合适的喂养方式。通常，术后初期通过鼻饲喂养，从微量开始逐渐增加，直到可以通过口腔摄取足够的食物。

若宝宝病情不稳定，不能直接吸吮母乳，妈妈可使用医用级别吸乳器，每2—3小时挤一次乳汁，以建立和维持正常的泌乳量。对于心功能较弱的宝宝，建议使用具有柔软奶嘴的奶瓶进行喂养；同时，密切关注宝宝哺乳时的反应，例如口唇和皮肤颜色变化、有无呼吸急促或暂停的表现。为了方便宝宝吸吮并防止呛咳，妈妈可尝试竖直抱着宝宝喂奶。随着宝宝病情的稳定，在专业人士的指导下，妈妈可以尝试亲喂，并注意观察宝宝吸吮母乳的情况。宝宝出院后，还需要定期前往心脏专科门诊随访，由专业医生参与制定个性化的喂养计划，以确保宝宝健康成长。

4. 唇腭裂术后的喂养

唇裂修复术后，宝宝不能直接吸吮，术后10天才可以开始吸吮。而手术创面的愈合情况与宝宝的营养状态密切相关。

对于唇裂畸形程度严重的宝宝,术后首选用勺喂,可避免术后伤口疼痛和缝线影响吸吮,确保宝宝能够正常摄入营养。在用勺喂养时,应采用每次取少量、多次和缓慢进食的喂养方法,每次只取少量食物放在宝宝唇部,鼓励宝宝用唇部移除勺中的乳汁,并根据宝宝情况调正喂养速度。

如果宝宝不适应勺喂,可使用低流速、防逆流的唇腭裂专用奶瓶奶嘴。瓶身首选 PP 材质,奶嘴也需选用柔软优质的乳胶材质为佳。同时,奶嘴孔不宜过大,以免宝宝呛咳。

尽管手术后宝宝可能暂时无法进行母乳喂养,但妈妈仍需坚持每天吸乳或手挤乳 8—12 次,以维持泌乳量。待宝宝术后开始喂养时,在专业人士的指导下选择最适合宝宝的喂养方式。同时需定期带宝宝去医院进行随访,确保宝宝健康成长。

第二节 产后哺乳期妈妈用药影响母乳喂养吗?

很多妈妈产后需要用药时,担心药物通过乳汁传递给宝宝,影响宝宝的健康。研究显示,大部分药物在进入乳汁之前会经历多个环节,每个环节都会导致药物量减少。因此,真正通过乳汁进入宝宝体内的药物量是非常有限的。这也意味着,大多数情况下,妈妈在用药期间是可以继续母乳喂养的。当然,为了确保宝宝的安全,妈妈在用药前咨询医生的建议为宜。医生可以根据哺乳期安全用药的情况和妈妈的病情,为妈妈提供个性化的指导。

1. 药物进入乳汁的途径

药物主要通过被动扩散的方式进入乳汁,从血液中通过乳腺上皮细胞进入乳汁。在产后最初 3 天,由于泌乳细胞之间存在较大的间隙,药物更容易进入乳汁。然而,初乳的分泌量相对较少,因此宝宝通过初乳摄入的药量也较低。直到产后第 1 周结束时,在催乳素的作用下,泌乳细胞膨胀,细胞间隙逐渐关闭,通过细胞间隙进入乳汁的药物量也相应减少。

2. 影响药物进入乳汁的因素

影响药物进入乳汁的因素主要包括妈妈自身因素、

宝宝自身因素、药物因素。

（1）妈妈自身因素主要指健康状况，如果妈妈的肝、肾功能存在异常，可能导致药物在母体内代谢、消除减慢，药物血浆浓度增高，这意味着宝宝暴露在药物中的时间可能延长。

（2）宝宝自身因素主要表现为月龄越大，肝、肾功能发育更完善，对药物的清除率越高，这意味着宝宝受药物影响的可能性会越低。

（3）药物因素主要和分子量（MW）、脂溶性、表面分布容积（Vd）、血浆蛋白结合（PB）、酸碱度（pH）、半衰期（T1/2）、相对婴儿剂量（RID）、生物利用度（Oral）有关。其中分子量小、脂溶性高、表面分布容积大、血浆蛋白结合率低、弱碱性、半衰期长、相对婴儿剂量大、生物利用度高的药物，更容易进入乳汁并对母乳产生影响。如果妈妈在哺乳期需要用药，可以通过访问哺乳期安全用药的网站（如 Lactmed）来查询药物的相关信息，以便做出明智的决策。

3. 哺乳期药物安全性分类

哺乳期用药安全性（哺乳风险指数）分成 L1—L5

五个等级,L1 类药物最安全(safest)、L2 类药物较安全(safer)、L3 类药物中度安全(moderately safe)、L4 类药物可能有害(possibly hazardous)、L5 类药物属于禁忌(contraindicated)。在哺乳期,使用青霉素类、头孢菌素类和大环内酯类抗菌药物通常被认为是相对安全的,但可能会影响宝宝的胃肠道菌群或引发过敏反应,但这些反应一般很轻微;对于四环素类、喹诺酮类、克林霉素、磺胺类药物,哺乳期尽量避免使用。哺乳期发热首选对乙酰氨基酚治疗,布洛芬的使用存在争议,但也有研究表明布洛芬是安全的。因此,哺乳期建议在医生或药师的指导下服药。

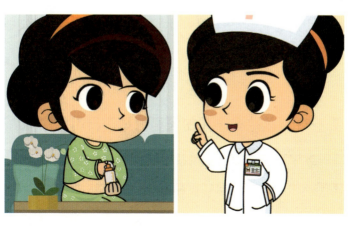

4. 哺乳期药物使用中的母乳喂养

妈妈哺乳期生病时确实可以服药，但需要遵循一些原则。首先，务必在有处方权的医生指导下开具处方或非处方药物。其次，就诊时应明确告知医生自己正在哺乳，尽量避免使用哺乳期不安全的药物。如果必须用药，应优先选择单一有效成分的药品，避免使用复方制剂。此外，为了保障母乳喂养的安全，妈妈可以在药物浓度较低的时候进行哺乳。最后，如果使用的药物可能有害或属于禁忌类药物，妈妈可以使用吸乳器吸乳或手挤乳的方式移出乳汁并弃去，停药后经过5—7个药物半衰期后，药物消除达97%以上即可恢复哺乳。

总之，哺乳期妈妈生病时吃药是可行的，很少需要完全中断哺乳。我们应尽可能选择安全的药物，确保母乳喂养的顺利进行。

第三节　双胎早产儿如何更好地进行母乳喂养？

近年来随着辅助生殖技术的发展，我国双胎妊娠发生率逐年上升，目前已占总妊娠数的3%—4%。双胎妊娠属于高危妊娠，易导致早产、妊娠期高血压疾病等并发症，其中近50%的双胎妊娠发生早产。研究数据显示，2021年意大利双胎6个月母乳喂养率为18.1%，纯母乳喂养率为9.4%。2019年我国学者对234名双胎妈妈的调查显示，双胎6个月纯母乳喂养率为15.17%，这表明尽管双胎妈妈认识到母乳喂养的重要性并尝试提供母乳，但在实际操作中仍面临一些挑战。

双胎妈妈普遍担心自己的乳量是否能满足宝宝的需求。同时，也发现双胎早产儿妈妈在母乳喂养中存在多个误区。为此，需要帮助妈妈们纠正这些错误的观念，以更好地实现母乳喂养的目标。

1.第一个误区：妈妈的母乳不足以供应两个宝宝的需求

科学研究表明，双胎妈妈的泌乳量实际上是单胎妈妈的两倍。产后6个月内，双胎妈妈每天的产乳量为1—2kg，三胎妈妈产后每天的产乳量为3kg以上。

担心乳汁分泌不足的情况在双胎妈妈中特别常见，很有可能是她们中断母乳喂养的原因之一。基于上述数据，双胎妈妈应该消除对乳汁分泌不足的疑虑，补充营养并积极促进乳汁分泌,确保为宝宝们提供充足的母乳。

2. 第二个误区：对于双胎宝宝，瓶喂比亲喂更方便

宝宝选择瓶喂的主要原因是在现实中亲喂存在一些困难，例如双胎早产儿入院后在新生儿科习惯使用奶瓶，回到妈妈身边后，妈妈需要一定时间、耐心、技巧来调整宝宝的含接及吸吮方式。另外，有的妈妈觉得同时亲喂两个宝宝体力不支，便想轮流喂养。但实际上，宝宝可以像双边吸乳器一样同时在两侧乳房上吸吮乳汁。其实，对于能够出院的早产儿，都是能够经口喂养的宝宝。但有些宝宝还不能立刻适应亲喂，需要一段时间的奶瓶喂养作为过渡。在这段时间里，妈妈可以进行皮肤接触，这样更有利于后期亲喂。

双胎妈妈可以选择什么样的哺乳姿势呢？

（1）双人橄榄球式：准备抱乳枕，将左边宝宝的脚丫放在妈妈左侧，头部朝向妈妈右侧；将右边宝宝的脚丫放在妈妈右侧，头部朝向妈妈左侧。使宝宝像两只橄榄球一样夹在妈妈腋下。这种姿势有利于帮助妈妈在哺乳时更好地控制宝宝的头部移动，防止其向后仰。

（2）平行姿势：一个宝宝采用摇篮式姿势抱在妈妈的左边手臂上，另一个宝宝采用橄榄球式姿势夹在妈妈

的右边腋下,这种姿势可以让妈妈更轻松地同时喂养两个宝宝。

无论亲喂还是瓶喂,母乳对新生儿来说都是不可替代的。早期建立母乳喂养的信心对于双胎妈妈母乳喂养成功至关重要。研究表明,影响双胎纯母乳喂养成功的最主要因素是母乳喂养自我效能,高水平的母乳喂养自我效能可以增强妈妈为双胎宝宝提供纯母乳喂养的信心。

书读到这里,现在你已经具备非常丰富的母乳喂养知识了,并且很可能已经下定了决心要实现母乳喂养,这意味着你离成功实现母乳喂养又迈近了一大步。坚持下去,你一定能够成功喂养自己的宝宝!

3. 第三个误区:新生儿不在身边,没必要将乳汁排出

双胎妊娠产妇的剖宫产率高,超过半数的婴儿在出生后被转入新生儿重症监护室进行治疗。母婴分离期间,由于妈妈认为初乳很珍贵,想等宝宝回到身边再亲喂。但实际上,这样做可能会导致泌乳量减少。

妈妈的乳汁里有一种叫作泌乳反馈抑制物的神奇物质,它是一种乳汁蛋白,如果停留在乳房内不被排出,随着时间的推移,它可能会减少乳汁的产量。因此,为

了避免这种情况发生,应在分娩后6小时内开始刺激乳房,使用手挤乳或吸乳器吸乳的方式将乳汁排出。想要有足够乳量,越早刺激乳房越好。

打破这些误区后,希望能对双胎早产儿妈妈有所帮助。同时,也希望妈妈们能够得到家人和社会的支持,在实现母乳喂养后分享你们的双胎喂养经验。

第四节 泌乳不足时如何有效追奶?

泌乳不足有很多原因,为了有效地解决这一问题,我们首先需要了解泌乳过程中的关键阶段。此外,当妈妈出现泌乳不足时,需要判断是病理性、生理性,还是妈妈臆想泌乳不足。如果确实存在泌乳不足,则需采取适当的措施解决。

1. 正常的乳汁分泌分哪些阶段?

(1)泌乳准备期:孕早期,有些女性感到乳房胀满、乳房外观变大、乳头凸出等变化,但也有女性没有任何感觉。孕期对乳房的自我感受不能用于预测乳汁产量和母乳喂养结局。

(2)泌乳 I 期:从孕中期到产后 2 天。研究表明,乳腺细胞在孕 16 周就已具备合成乳汁的能力;少数孕妇从 16 周开始发现乳头上有少量液体渗出,孕 26 周后分泌物的量明显增多。

(3)泌乳 II 期:胎盘从子宫内剥离后,乳汁开始分泌。通常,产后 30—40 小时泌乳量明显增加。然而,值得注意的是,产后 5 天的乳汁量存在个体差异性大的情况,一名产妇在 24 小时内产出的乳汁量可能在 200—900ml 之间。这一阶段的乳汁分泌量因个人体质和哺乳经验的差异而有所不同。

(4)泌乳 III 期:不同研究者存在不同观点,有研究者认为泌乳 III 期开始于产后 9 天,也有认为是产后 5 天。乳汁的生成量由乳汁的移出量所决定,即妈妈每天

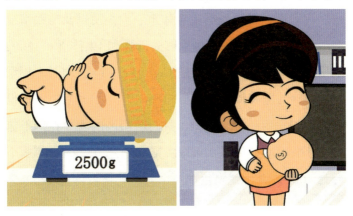

挤出的乳量就是一天能够生成的乳量。有些妈妈发现自己两侧乳房分泌的乳汁量并不相同,这是正常的情况。为了保持乳汁的充足供应,建议妈妈们在产后2周时设定一个每天至少产生500ml乳汁的小目标。

(5)离乳:泌乳周期的尾声,随着宝宝母乳需求量下降,乳汁分泌量也相应下降。

2. 臆想乳汁分泌不足

许多妈妈可能基于宝宝的行为或个人经验,错误地认为自己乳汁分泌不足。当宝宝吃奶后仍不满足、经常哭闹、拒绝母乳喂养、频繁要求吃奶等,妈妈便觉得宝宝没有吃饱。此外,妈妈也可能因为自身感受而怀疑自己泌乳不足,但实际并非如此。

我们可以通过观察宝宝体重、大小便以及睡眠情况来综合评估宝宝是否得到足够的母乳。出生体重<1500g的早产儿理想的体重增长是15g/(kg·d),身长每周增长1cm,头围每周增长0.5—1cm。宝宝足月后,根据世界卫生组织生长参考标准,纯母乳喂养的女婴在出生第1个月平均增加体重1000g,第2个月为900g,第3个月为700g;男婴在出生第1个月平均增加体重1200g,

第 2 个月为 1100g，第 3 个月为 800g。这些指标可以作为我们判断宝宝是否得到足够母乳的客观依据。

3. 原发性（病理生理性）泌乳问题

常见的因素为泌乳 II 期延迟和慢性泌乳障碍。

（1）泌乳 II 期延迟：当泌乳晚于 72 小时未启动，就被认为是泌乳 II 期延迟。常见的原因包括：胎盘残留、妊娠期糖尿病、多囊卵巢、高雄激素等产妇内分泌因素；早产、先天性疾病、含接和吸吮问题等新生儿因素；哺乳时间不足、哺乳次数太少、母婴分离等原因。

（2）慢性泌乳障碍：乳房结构性问题，例如乳头上很少或根本没有乳管开口，妈妈做过隆胸手术、缩胸手术、乳腺囊肿切除术等；原发性的乳腺发育不良；妈妈有慢性疾病，例如甲状腺功能障碍、肾衰竭、高血压、糖尿病等；其他激素问题，例如雄激素过多症、多囊卵巢综合征等。

4. 乳汁分泌不足的处理方法

根据问题发生的原因进行干预治疗，妈妈需要做的是：

（1）建立有效的哺乳模式，宝宝吸乳时表现为持续有节律的吸吮－吞咽－呼吸模式并伴随周期的停顿。同时，可听见宝宝的吞咽声，吃饱后宝宝主动松开乳房，口部湿润；妈妈会感觉到乳房变软，哺乳时或哺乳后子宫收缩或恶露增加，甚至哺乳时另一侧乳房漏乳，哺乳后乳头不变形。

（2）按宝宝饥饿需求哺乳而非按时哺乳，学会观察宝宝的觅食行为，如吸吮嘴唇和舌头、将手放入口中、身体活动、发出轻微声音等。

（3）产后前3天妈妈使用手挤乳配合医用级电动吸乳器排出乳汁，每天挤乳次数为8—12次，这种做法能够明显增加产后14天的泌乳量。

（4）每次哺乳后或泵乳结束后妈妈还可以用手挤乳的方式挤出剩余的乳汁，从而进一步促进乳汁分泌。

（5）妈妈在午夜至凌晨5点之间也需要进行一次哺乳或挤乳，这个时间段是催乳素产生的高峰期，有助于保持较高的泌乳量。

（6）妈妈每天尽可能多与宝宝进行皮肤接触，有助于刺激母乳的产生和供应。

此外，正确评估24小时的泌乳量。妈妈可以通过吸乳器或手挤乳排出乳汁，直观观察并记录排出的乳量。为了确保宝宝的充足喂养，妈妈在产后 2 周内应设定一个泌乳目标，即 24 小时泌乳量达到 500ml 以上。如果尝试上述的方法后，妈妈泌乳量仍不足，还可以使用其他增加乳量的方法，比如可以尝试针灸 / 穴位按压法，在产后 20 天使用最为有效，但随着时间的推移，其效果会逐渐减弱。

综上所述，当面临泌乳不足的问题时，妈妈首先要判断是否真的存在泌乳不足的情况，并尝试找出导致泌乳不足的原因。根据具体原因，妈妈可以采取相应的措施来追奶，从而恢复乳汁充足的状态，确保宝宝得到足够的营养，满足其生长发育的需求。

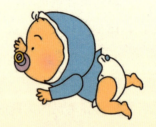

第八章

社会支持

——支持母乳喂养的妈妈,我们能做的还有很多

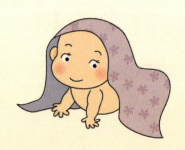

第一节 同伴支持——让新手妈妈找到母乳喂养组织

同伴支持是指通过多种形式使具有相似疾病、身体状况或经历的患者,彼此之间提供实质性的帮助,并在社会、生活和情感方面提供支持。新手妈妈缺乏母乳喂养的经验,有研究发现,同伴支持模式可以提高初产妇纯母乳喂养率及纯母乳喂养持续时间。接下来就了解一下同伴支持吧!

1. 同伴支持的方式

(1)传统面对面交流;

(2)利用互联网电子信息化方式交流,如微信、电话交流;

(3)利用多媒体方式交流,如文字、图像等。

2. 同伴支持的意义

（1）母乳喂养方面：可以快速掌握母乳喂养技巧，增加母乳喂养的信心；提高纯母乳喂养率；增加与同伴间的感情，沟通层次不断升级；成功经验可以让新手妈妈产生信赖感；引起共鸣和认同感，提升依从性。

（2）早产儿照护方面：提供情感支持，增强爸爸妈妈的心理韧性；提高照护早产儿的信心；提供有关早产儿及其家庭、医院和社区资源的信息；鼓励爸爸妈妈保持信念和对未来产生积极的预期。

同伴支持模式对于新手妈妈而言，甚至出院后都可提供积极有效的帮助，让新手妈妈不再害怕母乳喂养，不再自我否认，而是充满信心地将母乳喂养坚持下去。

第二节　医护人员——母乳喂养妈妈坚强的后盾

每位妈妈都应受到积极的鼓励去进行母乳喂养，其中医护人员的支持和鼓励是妈妈坚持母乳喂养过程中坚强的后盾。涉及母乳喂养各个环节的医护人员，包括助产机构、社区医院等的专业人士，对促进母乳喂养具有举足轻重的作用。

1. 对母乳喂养的影响

（1）促进妈妈们更快更早启动泌乳；

（2）促进早产儿有效吸吮；

（3）产后家庭访视可提高纯母乳喂养率、母乳喂养知识知晓率。

2. 教育培训

（1）传授并指导母乳喂养相关知识和技能；

（2）常见母乳喂养问题的预期指导；

（3）生理评估。

3. 母乳喂养支持

（1）尊重每位妈妈母乳喂养的知情选择权；

（2）承认并支持妈妈有能力独立选择对母婴最佳的喂养方式；

（3）遇到母乳喂养困难的妈妈应及时并有效干预和转介；

（4）由哺乳期用药专家提供最新信息，避免因错误

信息导致放弃母乳喂养;

(5)针对早产儿或其他疾病患儿妈妈提供前瞻性指导、支持和宣教;

(6)团队协作,联合推动母乳喂养。

4. 策略

(1)通过促进母乳喂养成功的十条措施,提升孕产妇实现母乳喂养愿望的可能性;

(2)医护人员提供支持,以便女性将母乳喂养与日常生活和工作有机结合。

我们共同坚持着,为提升母乳喂养质量和水平不懈努力着,因而当遇到阻碍母乳喂养的困难时,妈妈一定要积极寻求专业医护人员的帮助及指导,而不是放弃母乳喂养。请妈妈们记住,医护人员永远是妈妈们坚强的后盾,在母乳喂养的旅途中,始终与妈妈们携手并肩!

第三节　社区——支持母乳喂养的关键场所

母乳喂养是生命的基础,是提高人口素质,推动国民经济、社会发展的重要措施,因此,保护母乳喂养是社会各界共同的责任，需要大家共同来维护。

社区支持是指产妇出院后，由社区卫生机构为其提供的延续性护理服务，其开展方式主要有单社区模式、医院社区联动模式、家访、媒体运用等。有研究表明，社区支持能够有效提高纯母乳喂养率，具有较好的实用性与可操作性。

1. 社区支持模式的影响

（1）提高纯母乳喂养率；

（2）产妇产后获得专业母乳喂养支持的重要渠道；

（3）将被动随访变为主动随访，根据随访内容不断调整个体化护理措施，形成即时反馈的有效机制；

（4）提高妈妈喂养信心。

2. 社区支持模式——家庭访视模式

（1）出院后延续性护理的具体表现；

（2）能及时有效解决妈妈在母乳喂养过程中遇到的困难；

（3）扩大教育人群，由妈妈扩展到家庭成员；

（4）提高家庭成员对母乳喂养的支持；

（5）提高长期母乳喂养率。

3. 社区支持模式——互联网+模式

（1）构建远程指导平台，提供在线咨询；

（2）增加产妇与产妇、医护人员之间的交流；

（3）提供健康教育新途径。

4. 我国社区支持体系展望

（1）建立更健全的社会保障制度，保障妈妈母乳喂养权益；

（2）建立医院—社区—家庭三级联动母乳喂养支持体系，将社会支持与家庭支持联系起来；

（3）在工作单位及公共场所建设更多实用性强、私密性好的母婴室；

（4）保障母婴健康事业的可持续发展。

母乳喂养是全球女性所共有的自身优势，对社会的发展有极大的促进作用。引用世界卫生组织 Nigel Rollins 教授的话：母乳喂养应该被视为社会的共同责任，而不应仅仅是女性肩上的重担。我们需要社会不同领域广泛行动，为妈妈提供更强大的支持，使其能够按

第八章 社会支持——支持母乳喂养的妈妈，我们能做的还有很多

照个人意愿决定母乳喂养的持续时间。

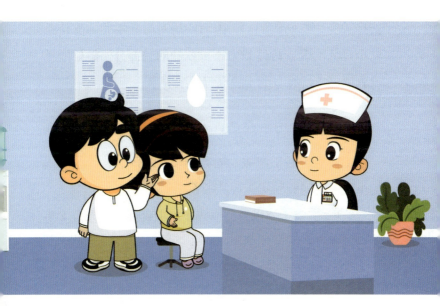

第四节 职场——能给予母乳喂养妈妈更多的支持

回归职场后继续母乳喂养，对于妈妈而言无疑是巨大的挑战。为了宝宝的生长发育及亲密联结，很多女性选择成为"背奶妈妈"。因而职场对母乳喂养的支持是整个母乳喂养支持体系中不可或缺的一部分，做好职场母乳喂养支持将有助于提高母乳喂养率。

1. 职场政策支持

工作单位对于产假、哺乳假政策的落实，能为妈妈提供更多时间顺利实施母乳喂养。

（1）宝宝1岁以内，妈妈不用上夜班，每天有1小时可以吸乳；

（2）哺乳期间不安排出差工作；

（3）工作安排对哺乳期妈妈相对友好。

2. 职场哺乳环境支持

工作单位提供专门的挤乳空间，能够使职场妈妈拥有安静、私密的挤乳环境，使其在工作后能较好地背奶，对其坚持母乳喂养有促进作用。

（1）建立妈咪小屋，专供"背奶妈妈"使用；

（2）提供冰箱进行乳汁储存；

（3）挤乳空间提供沙发、桌子、洗手池等设备设施。

3. 职场哺乳知识获取

工作环境中有关母乳喂养的宣传或讲座等，能够传播有关母乳喂养的知识，使职场女性坚定母乳喂养的信念和行为。

4. 职场同伴支持

同伴支持能够使职场女性更容易坚持母乳喂养，还能使职场女性克服工作环境中实施挤乳、哺乳等行为的心理压力，并能给妈妈们提供可能的帮助。

职场领导、同事应以一颗平常、宽容的心来对待哺乳这件事，让女同事体会到被尊重和被关爱。在接纳母乳喂养的基础上，若能主动提倡母乳喂养这种对母婴、社会都有益处的行为，将成为哺乳期妈妈重返工作岗位后坚持母乳喂养的有力保障。

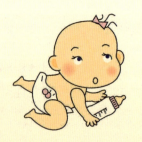

附 录

早产儿母乳喂养系列科普视频

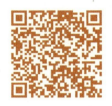
第一集：早产儿的黄金初乳

第二集：母婴分离时期的乳汁排出

第三集：初乳口腔涂抹

第四集：母婴分离时期乳汁收集储存和转运

第五集：袋鼠式护理

第六集：母婴喂养磨合